DIE KRAFT DER
SCHATTEN ARBEIT

Sonja Kopplin

DIE KRAFT DER SCHATTEN ARBEIT

Dein Weg zu innerer Heilung

Verbinde dich mit deinem Körper

EMF

EIN BUCH DER
EDITION MICHAEL FISCHER

DISCLAIMER

Die Inhalte aus diesem Buch entsprechen den persönlichen Überzeugungen und Erfahrungen der Autorin und wurden nach bestem Wissen formuliert. Somit ersetzen die Inhalte keine Psychotherapie, Ärzt*innen oder Heilpraktiker*innen. Die Leser*innen tragen die Eigenverantwortung. Weder die Autorin noch der Verlag übernehmen die Haftung.

INHALT

VORWORT

»WENN DU DAS GEFÜHL HAST, NICHT IN DIE GESELLSCHAFT HINEINZUPASSEN, DANN HAST DU EINE GANZ **BESONDERE AUFGABE**! DENN MENSCHEN WIE DU SIND NICHT HIER, UM SICH ANZUPASSEN. DU BIST HIER, UM DIE **WELT ZU VERÄNDERN**.«

DIE HERAUSFORDERUNG DES ANDERSSEINS

Hast du manchmal das Gefühl, nicht Teil dieser Gesellschaft zu sein? Damit bist du nicht allein. Eine Kundin sagte mir einmal, dass sie das Gefühl habe, nicht in diese Welt hineinzupassen. Sie sagte, sie fühle sich hier fremd, und ich antwortete ihr:

»Wenn du das Gefühl hast, nicht in die Gesellschaft hineinzupassen, dann hast du eine ganz besondere Aufgabe! Denn Menschen wie du sind nicht hier, um sich anzupassen. Du bist hier, um die Welt zu verändern!«

Ich kann mich noch gut daran erinnern, als ich versucht habe, mich dem Tempo und den Standards der Gesellschaft anzupassen. Es führte zu einem totalen Zusammenbruch. Ich war völlig ausgebrannt, weil ich nur noch damit beschäftigt war, die Bedürfnisse von anderen Menschen zu erfüllen, und somit habe ich am Ende des Tages an alle Personen gedacht, nur nicht an die Wichtigste: mich selbst! Dass ich als hochsensibler Mensch anders ticke als der Rest der Welt, war mir zu diesem Zeitpunkt noch nicht klar – bis plötzlich gar nichts mehr funktionierte. Ich konnte die Signale meines Körpers nicht mehr länger ignorieren, weil ich keine Kraft mehr hatte. Ab diesem Zeitpunkt gab es keine andere Option mehr, als meinen eigenen Weg zu gehen und den langen Schatten der Vergangenheit zu erkunden, der mich ständig begleitete. Das Leben als feinfühliger Mensch, der alles sehr viel intensiver wahrnimmt, kann tagtäglich eine Herausforderung darstellen. Denn du begegnest stets kleinen bis großen Belastungen, die für den Rest der Welt »normal« sind, aber nicht für dich! Es sind die feinen Nuancen, die am Ende des Tages den Unterschied machen.

Allzu oft hast du dich bisher vermutlich in deiner emotionalen Welt gefangen und alleingelassen gefühlt, überfordert von den Reizen der Umwelt und den Emotionen deiner Mitmenschen. Dann kann dich manchmal schon der alltägliche Gang in den Supermarkt überfordern und stressen, weil du die Hektik der anderen Menschen spürst. Schweißgebadet flüchtest du aus dem Geschäft, ohne deine Einkaufsliste abgearbeitet zu haben. Vielleicht geht es dir so wie mir früher, dass du gewisse Orte und Menschen lieber meiden möchtest, weil sie unangenehme Gefühle in dir auslösen und du dich sofort energielos und ohnmächtig fühlst? Allein der Gedanke, dass du nicht zu bestimmten Orten gehen kannst, ohne innerlich zusammenzubrechen oder einen Rückzugsort zu haben, löst schon Stress in dir aus?

Vermutlich hast du bereits gemerkt, dass diese Art von Vermeidung deine Lebensqualität einschränkt! Und manchmal werden sogar deine engsten Freund*innen zur Belastung, da du dich nach einem Treffen gedanklich nur noch mit ihren Problemen auseinandersetzt. Dabei sollten sie dich doch eigentlich mit Energie aufladen. Am Ende des Tages, wenn du im Bett liegst, denkst du dir vielleicht: »Ich habe alles versucht, um den Tag so gut wie möglich zu meistern, und habe das Gefühl, dass ich völlig ausgelaugt bin. Ich habe Angst davor, ob ich morgen alles bewältigen kann.«

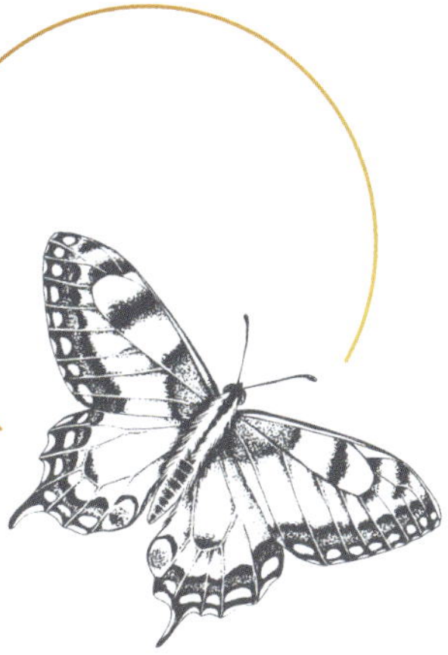

Und dann gibt es noch diese unerwarteten Situationen, die dich immer wieder an die Vergangenheit erinnern: Du hast das Gefühl, dass sich alles wiederholt und fühlst dich wie abgespalten von dir selbst. Du dachtest, du hättest diese emotionalen Wellen, die über dich einbrechen, unter Kontrolle und kannst dir nicht erklären, warum sie dich erneut überrollen. Selbst die kleinste Kritik oder Konfrontation in zwischenmenschlichen Beziehungen lässt dich manchmal erstarren. Wie oft musstest du dir schon anhören, dass du »zu sensibel« bist und dir eine »dickere Haut« zulegen solltest.

Genauso ging es mir vor meinem Zusammenbruch. All diese Situationen habe ich im Alltag erlebt. Erst viele Jahre später fand ich das passende Puzzleteil, welches mir geholfen hat, meine innere Welt zu verstehen. Die »Schattenarbeit« in Form des »Trauma-Integrationsprozesses« hat mir gezeigt, dass es ein Leben jenseits des »Autopiloten« gibt. Doch um wieder lebendig zu werden und die alltäglichen Herausforderungen gelassener zu meistern, benötigt es nicht nur die lichtvolle Seite des Lebens, sondern vor allem auch die Auseinandersetzungen mit den dunklen, negativen und unbequemen Themen. Lass dir an dieser Stelle gesagt sein: Du bist nicht allein mit deiner derzeitigen Überforderung als hochsensibler Mensch! Es gibt Wege, die deine Schatten ins Licht führen können. Du bist zwar »anders«, aber das bedeutet noch lange nicht, dass du deswegen leiden musst. Genau für dich gibt es einen Platz in der Gesellschaft. Doch dieser Platz muss oft noch erschaffen werden. Denn er ist nicht konventionell. Vermutlich liegt er weit außerhalb des Vorstellungsvermögens eines Großteils der Gesellschaft und wurde dir deswegen vorenthalten. Der Grund, warum du dich bisher so fremd in dieser Gesellschaft gefühlt hast, ist, dass es deine Aufgabe ist, eine andere Welt zu erschaffen. Leider verweilen wir viel zu oft im Schmerz der Andersartigkeit, als dass wir uns unserer »Seelenaufgabe« widmen. Doch was ist deine Seelenaufgabe? Es ist die Aufgabe, für die du dich im Leben berufen fühlst. Alles andere führt nämlich nur dazu, dass du Energie verlierst und ausbrennst. Insbesondere in meinen Einzelcoachings wurde immer wieder klar, dass hochsensible Menschen einen Beruf brauchen, in dem sie ihre Talente leben können.

Mit unserer Hochsensibilität sind wir oft Vorreiter für den Rest der Gesellschaft. Unser feines Gespür erlaubt es uns, Dinge zu verbessern und in der Tiefe zu begreifen. Unsere Offenheit hilft uns dabei, den Blickwinkel zu erweitern und neue Dinge entstehen zu lassen. Jedoch gibt es oft Hürden bei der Entfaltung der Potenziale und Fähigkeiten von sehr feinfühligen Menschen: Traumatisierungen, also seelische Verletzungen, verhindern, dass sich hochsensible Menschen entfalten können. Durch ihre feinen Antennen sind sie wesentlich anfälliger für Traumatisierungen als weniger sensible Menschen. Insbesondere dann, wenn sie nichts von ihrer Traumatisierung wissen. Oftmals können sie sich dann mit ihrer Feinfühligkeit nur sehr schlecht in der Gesellschaft zurechtfinden.

Fast jeder von uns wird in seinem Leben traumatisiert. Die Ursachen dafür klingen meist harmlos, aber sie haben weitreichende Folgen, die uns oft unbewusst und unbemerkt bis ins Erwachsenenalter begleiten. Scheidungen, Vernachlässigung, narzisstische Eltern, Mobbing – all diese Faktoren können gerade die dünnhäutigen Menschen unter uns besonders belasten. Was bleibt, sind die seelischen Narben, welche nicht sichtbar sind für den Rest der Welt, die wir aber trotzdem ein Leben lang in uns tragen. Es fühlt sich dann so an, als säßen wir nicht selbst am Steuerrad unseres Lebens, sondern würden fremdgesteuert. Als wäre der Autopilot an und das Leben zieht einfach an uns vorbei. Unsere Welt wird sich erst dann verändern, wenn wir verstehen, dass wir hochsensibel sind und unsere Hochsensibilität nicht nur angeboren sein kann, sondern auch aus einer Traumatisierung heraus entstehen kann. Obwohl ich mich schon seit über einem Jahrzehnt mit diesem Thema beschäftige, hat diese Perspektive mir die Augen geöffnet und vieles verändert. Warum ist das so?

Die meisten Ratgeber für hochsensible Menschen gehen davon aus, dass Hochsensibilität angeboren ist und wir uns damit arrangieren müssen. Für viele feinfühlige Menschen klingt das wie ein Fluch, mit dem sie leben müssen, ohne die Aussicht auf Besserung. Viele Ratschläge, die wir in Büchern bekommen, mögen sicherlich für viele Menschen hilfreich sein, die ihre »angeborene« Hochsensibilität verstehen wollen, jedoch eben nicht für diejenigen, deren Hochsensibilität aus einem Trauma heraus entstanden ist. Ein Beispiel: Was nützt es zu wissen, dass du empathisch bist, aber trotzdem immer wieder an toxische Personen gerätst? Was hast du davon, wenn du täglich meditierst, aber dennoch immer wieder Drama in dein Leben ziehst und nie inneren Frieden erreichst? Genau diese Fragen habe ich mir vor einigen Jahren gestellt und mich auf den Weg gemacht, sie zu beantworten. Und wie so oft führen uns solche Fragen, an Orte, die wir vorher nicht kannten: unser »Unterbewusstsein« oder anders ausgedrückt, unsere unliebsamen »Schatten«.

»Dein Unterbewusstsein ist ein riesiges Archiv aus all deinen Erfahrungen, die du bisher gemacht hast, und es ist immer aktiviert. Es ist ein Ort voller Erinnerungen und Emotionen.«

Unser Unterbewusstsein verfolgt oft keine klare Logik. Es präsentiert sich im Alltag durch vage Erinnerungen, verschwommene Bilder, Gerüche, Farben und Geräusche. Unser Kopf ist damit hoffnungslos überfordert. Deswegen mischt sich eine »Instanz« ein, zu dem die meisten Menschen keinen Bezug haben: unser »Körper«. Er reagiert ständig auf das, was er wahrnimmt. Doch diese »Signale« werden in der heutigen kopflastigen Gesellschaft leider oft im Keim erstickt. Kaum zeigt sich ein Unwohlsein, greifen wir zur Kompensationstechniken wie der Zigarette oder essen unbewusst eine ganze Tafel Schokolade. Wir betäuben uns am Abend mit drei Gläsern Wein oder scrollen stundenlang und wahllos durch die sozialen Medien. In dieser

»WAS IST DEINE **SEELENAUFGABE**?
ES IST DIE AUFGABE, FÜR DIE DU DICH
IM LEBEN **BERUFEN** FÜHLST.«

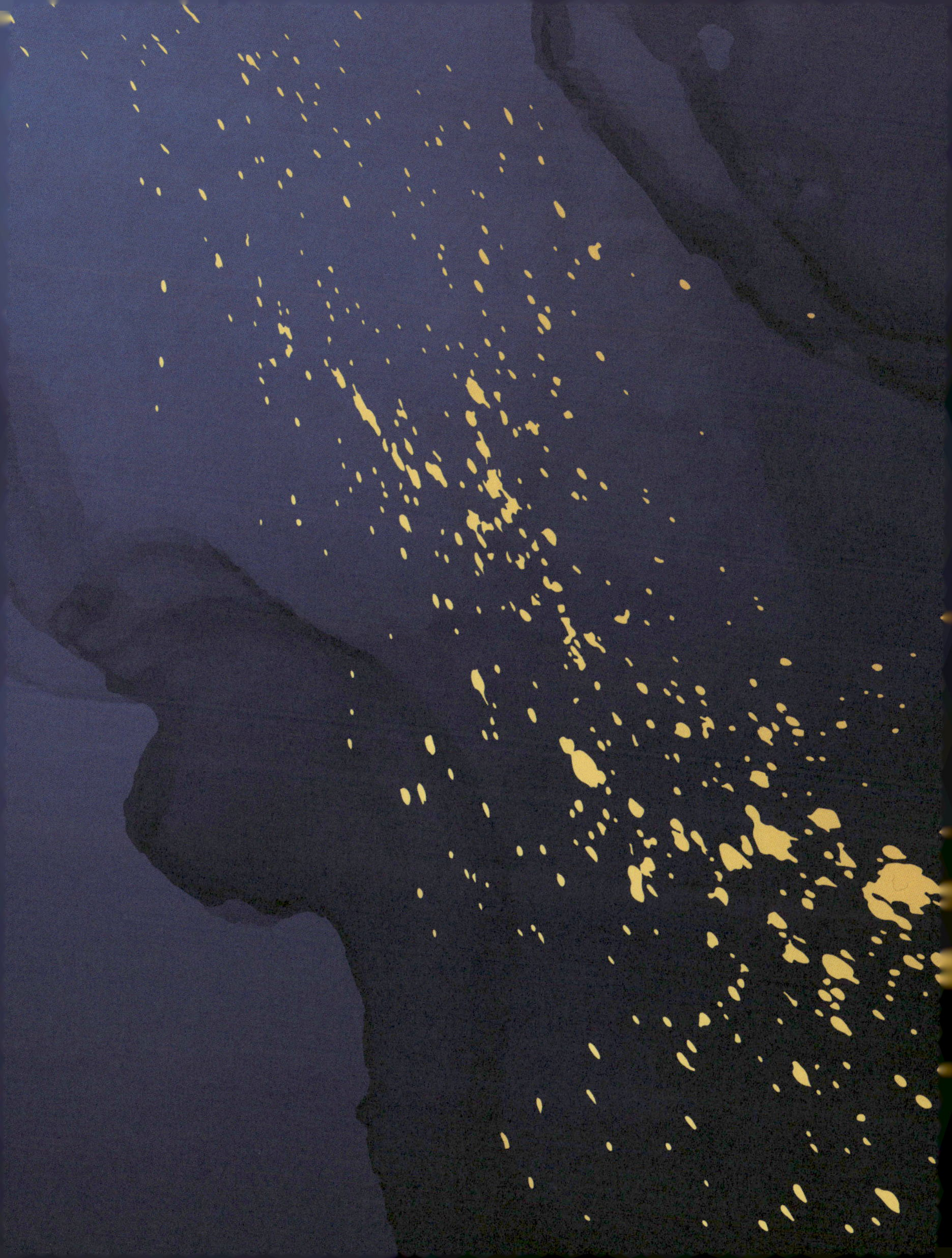

» DEIN **UNTERBEWUSSTSEIN** IST EIN RIESIGES ARCHIV AUS ALL DEINEN **ERFAHRUNGEN**. ES IST EIN ORT VOLLER **ERINNERUNGEN** UND **EMOTIONEN**. «

Welt hat unser Körper keinen sicheren Platz gefunden, um sich ausdrücken zu dürfen. Im englischsprachigen Raum werden diese »Ablenkungen« beziehungsweise Reaktionen als »Trauma Response« bezeichnet. Es geht dabei um die natürliche Reaktion deines Körpers auf eine Gefahrensituation oder eine Bedrohung im Alltag.

Laut Pete Walker gibt es vier Arten von Trauma-Reaktion: die »4 F's« – fight, flight, freeze, fawn –, die für Kampf (fight), Flucht (flight), Erstarren (freeze) und Unterwerfung (fawn) stehen. Aus diesen Reaktionen entwickeln wir dann bestimmte Verhaltensweisen, die gesellschaftlich betrachtet als »normal« angesehen werden. Auf Seite 74 werde ich darauf noch tiefer eingehen, doch so viel vorab: Eine Trauma-Reaktion kann sich ganz unterschiedlich zeigen. Entweder sendet dein Gehirn Signale an deinen Körper, um ihn auf eine mögliche Kampfsituation vorzubereiten – zum Beispiel spürst du den Drang, vor Wut aufzustampfen. Oder es setzt der Flight-Modus ein, wenn dein Körper glaubt, er kann die Gefahr nicht überwinden. Dann wird Adrenalin zur Verfügung gestellt, um fliehen zu können, und du fühlst dich zum Beispiel zappelig oder angespannt. Wenn dein Körper denkt, dass er nicht fliehen kann, setzt der Freeze-Modus ein und führt dazu, dass du erstarrst. Und wenn »fight«, »flight« oder »freeze« nicht erfolgreich waren, entschließt sich der Körper für die Unterwerfung. Diese Reaktion zeigt sich oft bei Menschen, die in dysfunktionalen Familien aufgewachsen sind beziehungsweise Missbrauch erfahren haben. Im Fawn-Modus hast du zum Beispiel das Gefühl, übermäßig hilfsbereit sein zu müssen oder nicht widersprechen zu können.

Warum also dieses Buch? Mein Buch ist genau das Richtige für dich, wenn du dich als hochsensibler Mensch von deinem Umfeld oft nicht verstanden fühlst und das Gefühl hast, nicht dazuzugehören. Mit dem facettenreichen Thema »Schattenarbeit« möchte ich es dir ermöglichen, Frieden mit deiner Hochsensibilität zu schließen, indem du den langen Schatten deiner Vergangenheit verstehst.

Seelische Verletzungen führen dazu, dass wir uns als hochsensible Menschen in dieser Gesellschaft nicht wohlfühlen. Durch das Bewusstsein über die eigenen seelischen Wunden in Form von Schattenthemen können wir unser seelisches Gleichgewicht wiederfinden und unsere Lebensaufgabe entfalten. Dabei spielt in diesem Buch vor allem die Veränderung der Innenwelt eine bedeutende Rolle. Denn das Gefühl, endlich bei sich selbst anzukommen, ist ein »innerer« Prozess. Doch bevor es richtig losgeht, möchte ich dir zunächst die Kraft der Schattenarbeit näher erläutern.

Ich wünsche dir mit diesem Buch, dass du eine nachhaltige Veränderung in deinem Leben erfahren darfst, um die lichtvollen Seiten des Lebens wiederzuentdecken.

Herzliche Grüße,

Deine Sonja

DIE KRAFT DER **SCHATTEN-ARBEIT**

DER ZUSAMMENHANG VON TRAUMA, HOCHSENSIBILITÄT UND SCHATTENARBEIT

Wenn wir über die »Kraft der Schattenarbeit« sprechen, dann müssen wir zuerst ein grundsätzliches Verständnis von »Schatten«, »Trauma« und »Hochsensibilität« schaffen. Daher möchte ich dir zunächst die drei Begriffe näher erläutern, die immer wieder in diesem Buch auftauchen werden: »Hochsensibilität«, »Trauma« und »Schattenarbeit« sind Konzepte, die insbesondere in der Psychologie Verwendung finden und miteinander in Verbindung stehen. Sie wirken sich sowohl auf dein psychisches als auch emotionales Wohlbefinden aus und sind deswegen so wichtig. Aus meiner Erfahrung als Trauma-informierte Coachin können hochsensible Menschen von dem Zusammenführen dieser drei Konzepte profitieren. Denn durch ihre feinen Antennen sind Hochsensible anfälliger für Traumatisierungen.

Mithilfe der Schattenarbeit können wir ein tieferes Verständnis für uns selbst entwickeln und unsere persönliche Geschichte besser verstehen. Sie unterstützt uns dabei, vergangene seelische und tiefe emotionale Wunden zu bewältigen und so eine nachhaltige Veränderung herbeizuführen. Durch die Schattenarbeit werden unbewusste und verdrängte Anteile in uns sichtbar, können so besser verstanden werden und verlieren ihre Kontrollkraft über das Leben, sodass wir selbstbestimmter durch unser Leben gehen können. Gleichzeitig unterstützt sie uns auch dabei, gesündere Bewältigungsmechanismen zu entwickeln, um unsere Lebensqualität zu verbessern.

Um diese unbewussten und verdrängten Aspekte unserer Persönlichkeit zu erfassen, und vor allem deren Entstehung und Entwicklung zu verstehen, ist es wichtig, dass wir uns vor allem über deren negative Auswirkungen auf unser Leben und unsere Beziehungen bewusst werden.

Was sind nun Schatten? Tiefe seelische Wunden, die durch traumatische Erfahrungen entstehen, kannst du dir wie dunkle Schatten vorstellen, die dich stets begleiten, aber nicht greifbar sind. Sie entstehen dann, wenn wir nicht mehr in der Lage sind, eine Situation zu »managen«. Die Intensität, mit der sie uns erwischt, ist zu stark und zu schnell, um in Echtzeit von unserem Körpersystem verarbeitet werden zu können. Schatten steuern unseren inneren Kompass in Form von Gedanken, Gefühlen und unserem Verhalten und breiten sich auf verschiedene Bereiche unseres Lebens aus. Bis zu dem Zeitpunkt, wo wir mutig genug sind, uns den Schatten zu stellen und die damit einhergehenden Erfahrungen nachträglich zu verarbeiten. Wir starten damit einen inneren Wundheilungsprozess, auf den die Außenwelt früher oder später unwillkürlich durch Veränderung reagieren wird. In diesem Buch findest du viele Impulse, die dir dabei helfen werden, deinen inneren Kompass neu auszurichten, sodass du verstehst, dass es ein Leben außerhalb der Trauma-Zone gibt.

Insbesondere feinfühlige Menschen sind anfälliger für Traumatisierungen durch ihr intensives Gefühlsleben. Schattenarbeit ermöglicht es ihnen, sich auf einer tieferen Ebene zu verstehen, und zu begreifen, dass häufig nicht ihre Hochsensibilität das Problem ist, sondern die damit zusammenhängenden Schattenanteile, die sie durch den Alltag navigieren. Deswegen ist die Auseinandersetzung mit Trauma und Hochsensibilität die Grundlage im Rahmen der Schattenarbeit. Indem du dich mit diesen Themen sowie der Ursache für bestimmte Verhaltensmuster und Glaubenssätze auseinandersetzt, bekommst du die Chance, deine eigenen Schatten zu verstehen und dein Leben aus einer neuen Perspektive zu betrachten, um so deinen individuellen Heilungsprozess zu starten.

HOCHSENSIBILITÄT, TRAUMA UND SCHATTENARBEIT

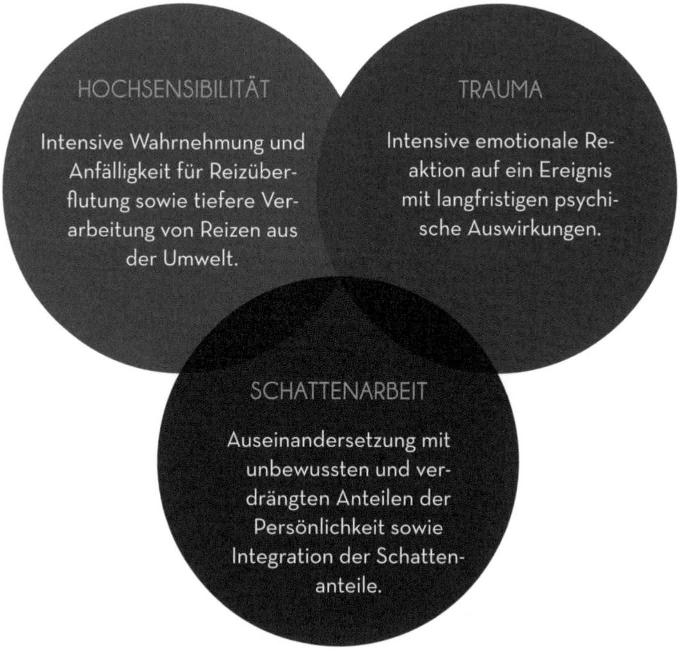

- **HOCHSENSIBILITÄT:** Die Hochsensibilität wird in der Fachliteratur überwiegend als Persönlichkeitsmerkmal beschrieben. Hochsensible Menschen reagieren intensiver auf Reize als andere Menschen und benötigen für die Verarbeitung von Informationen und Gefühlen wesentlich mehr Zeit als weniger sensible Menschen. Sie nehmen die Umwelt intensiver wahr und sind anfälliger für Stress und seelische Wunden – vor allem, wenn sie nicht wissen, wie ihr Nervensystem funktioniert beziehungsweise wie sie ihr Nervensystem regulieren können.

- **TRAUMA:** Ein Trauma ist eine Reaktion auf ein Ereignis. In diesem Buch geht es vor allem um das sogenannte Psychotrauma, da dieses für viele hochsensible Menschen eine besondere Rolle spielt. Bei diesem Trauma handelt es sich um seelische Wunden, die auf den ersten Blick nicht sichtbar für Außenstehende sind. Das auslösende Ereignis spielt dabei keine Rolle. Was für die eine Person traumatisierend ist, muss für die andere Person nicht zwingend so sein. Deswegen ist das Merkmal für eine Traumatisierung immer die Reaktion auf ein Ereignis, und ob eine Person die Gefühlsintensität einer Hochstress-Erfahrung bewältigen kann oder nicht.

- **SCHATTENARBEIT:** Die Schattenarbeit ist ein Konzept, das von Carl Jung entwickelt wurde. Mit »Schatten« werden unbewusste Anteile der Persönlichkeit bezeichnet, die wir verdrängen oder sogar ablehnen. Die Schattenarbeit hat zum Ziel, diese unbewussten Anteile zu integrieren, indem sie als Teil der Persönlichkeit ins Bewusstsein gebracht werden und einen festen Platz in der Persönlichkeit finden, ähnlich wie bei einem Mosaik.

» DAS **WISSEN ÜBER TRAUMA** HAT DAS **POTENZIAL**, DEIN LEBEN NACHHALTIG **POSITIV** ZU VERÄNDERN. «

Traumatisierungen halten uns davon ab, ein Gefühl von innerem Frieden und Heimat zu empfinden. Da unser Kopf dieses Gefühl nicht erzeugen kann, liegt die Lösung darin, Frieden und Heimat im Körper zu erzeugen. In der Neurobiologie spricht man von dem Gefühl der »Sicherheit«. Unser Nervensystem ist den ganzen Tag lang damit beschäftigt, unser Umfeld nach Gefahren und Bedrohungen abzuscannen. Sobald es eine Bedrohung wahrnimmt, sendet der Körper Stresssignale aus. Da wir üblicherweise Gefahren mit dem Verstand erfassen, entwickelt unser Körpersystem sehr kreative Überlebensmechanismen, um den Bedrohungen aus dem Weg zu gehen und uns auf bekanntem und sicherem Terrain zu halten. Wir eifern zum Beispiel anderen Menschen nach, um von uns selbst abzulenken. Wir gehen faule Kompromisse ein, um unangenehmen Gefühlen aus dem Weg zu gehen. Wir planen den nächsten Urlaub, um vor unseren Problemen zu flüchten. Doch wir werden immer wieder auf andere Menschen treffen, die uns triggern und unsere traumatischen Erfahrungen wiedererleben lassen. Alles, was wir versuchen im Außen zu verändern, ist zum Scheitern verurteilt. Denn es geht darum, den emotionalen Anteilen »in uns« zu begegnen, die uns im Alltag unbewusst steuern und dazu führen, dass wir immer Wiederholungen erleben.

Traumatisierungen haben eine starke Kraft auf uns. Sie navigieren uns durch den Tag, ohne dass es uns bewusst ist. Sie übernehmen das Steuerrad und lassen uns nur noch Co-Piloten unseres eigenen Lebens sein. Ich möchte dich daher dazu ermutigen, nach innen zu schauen und eine tiefe Verbundenheit zu dir selbst zu entwickeln. Es gibt in dieser Welt so viele Dinge, die wir nicht kontrollieren können, aber es gibt genau eine Sache, die innerhalb unseres Kontrollfensters liegt: Nämlich wie wir auf Dinge oder Situationen reagieren. Mithilfe von Selbstregulationstechniken können wir lernen, unser Nervensystem auszugleichen und so starke Reize von außen besser zu verarbeiten. Und genau das ist es doch, was wir Hochsensible uns sehnlichst wünschen: dass die Reizüberflutung aufhört und wir nicht »alles« fühlen müssen.

Trauma-Reaktionen zeigen sich auf ganz unterschiedliche Art und Weise, und genau das macht das Leben für hochsensible Menschen so schwer. Der eine neigt zum überzogenen Gefühlsausbruch, die andere erstarrt oder möchte am liebsten wegrennen. Wie schaut es bei dir aus? Scheust du dich eher vor Konflikten und willst ihnen aus dem Weg gehen? Wäre es dir manchmal am liebsten, du wärest unsichtbar? Anstatt nach außen hin zu explodieren, implodierst du im Inneren und leidest dadurch lange und leise? Du hast vermutlich jahrelang versucht, Antworten auf viele deiner Fragen zu finden und ich werde nach bestem Gewissem versuchen, dir diese in diesem Buch zu geben. Ich habe in den letzten Jahren gelernt, wie hilfreich das Wissen über Trauma sein kann, wenn es darum geht, mit der eigenen Hochsensibilität besser umzugehen. Wenn du bisher dachtest, dass es am besten wäre, sich komplett zu isolieren und vom Leben abzuschneiden, dann kommt hier die gute Nachricht:

»Das Wissen über Trauma hat das Potenzial, dein Leben nachhaltig positiv zu verändern, indem du in der Innenwelt beginnst aufzuräumen und einige Dinge zu reparieren, die in der Vergangenheit schiefgelaufen sind.«

» **SEELISCHE WUNDEN** WANDERN SO LANGE DURCH NACHFOLGENDE GENERATIONEN, BIS JEMAND DEN **MUT** HAT, SIE ZU **HEILEN**! «

Wir starten also einen »inneren« Wundheilungsprozess, auf den deine Außenwelt unwillkürlich reagieren wird. Es dauert zwar eine ganze Zeit, bis sich die Außenwelt verändert, aber sie wird sich verändern. Und genau diesen Zustand spüren wir als feinfühlige Menschen letztendlich in jedem System – beginnend im Familiensystem bis hin zum Arbeitssystem. In diesem Buch findest du viele Impulse, die dir dabei helfen werden, deinen inneren Kompass neu auszurichten, sodass du verstehst, dass es ein Leben außerhalb der Trauma-Zone gibt.

Wer sich schon mal mit dem Thema Trauma beschäftigt hat, dem ist sicherlich aufgefallen, dass es viele Gemeinsamkeiten mit der Hochsensibilität gibt. Die US-amerikanische Psychologin Elaine N. Aron beschreibt Hochsensibilität in den meisten Fällen als eine genetische, also angeborene Eigenschaft, mit der wir durch das Leben gehen – und, dass vor allem unser Umfeld darüber bestimmt, wie wir mit der Hochsensibilität im weiteren Verlauf unseres Lebens umgehen. Da in unserer Gesellschaft auf die Einzigartigkeit der Menschen nur wenig Rücksicht genommen wird, ist es für hochsensible Menschen schwer sich zurechtzufinden. Bisher finden Themen, die wichtig für unsere Gesundheit – insbesondere unsere mentale Gesundheit – sind, immer noch viel zu wenig Beachtung. Sei es Achtsamkeit, Yoga, Entspannung oder Ähnliches. Solche Fächer findet man bisher gar nicht bis selten an unseren Schulen. Dabei sind es genau diese Konzepte, die nicht nur unser Zusammenleben erleichtern, sondern auch hochsensiblen Menschen helfen würden. Die Missachtung der speziellen Eigenschaften von Hochsensiblen vermittelt ihnen das Gefühl, nicht dazuzugehören. So eröffnet sich spätestens mit dem Eintritt in das Gesellschaftssystem ein Feld von potenziellen Traumatisierungen, die das Leben oft erschweren.

In zahlreichen Interviews wurde ich gefragt, was die Ursache für all die gesellschaftlichen Probleme ist. Mittlerweile bin ich der Meinung, dass Bindungstraumatisierungen hier eine große Rolle spielen. Das, was sich zwischen uns und unseren Bindungspersonen in den ersten Lebensjahren abgespielt hat, äußert sich im Erwachsenenalter in Beziehungen jeglicher Art. Das Bedürfnis nach Nähe, Verbindung und Authentizität ist im Kindesalter essenziell. Wenn diese Bedürfnisse – insbesondere über einen längeren Zeitraum – nicht erfüllt werden, dann kann das dazu führen, dass seelische Wunden entstehen, die sich später im zwischenmenschlichen Bereich äußern werden. Dein Nervensystem sieht genau die Abwesenheit dieser Bedürfnisse als »Standard« an, sodass du immer wieder Menschen in dein Leben ziehst, die das widerspiegeln. Das könnte also ein Grund sein, weshalb du dich oft in Beziehungen wiederfindest, die diese Bedürfnisse nicht erfüllen.

Gesunde Beziehungen zu führen, ist in unserer Gesellschaft kein Standard. Unser derzeitiges Leben ist geprägt von ungesunden (»toxischen«) Beziehungen und somit von vielen fragwürdigen und schädlichen Abhängigkeiten, die als normal angesehen werden und für die nachkommenden Generationen als Standard gelten sollen. Wenn wir diesen Standard ändern wollen, dann müssen wir damit rechnen, dass wir Gegenwind bekommen. Ich denke, dass viele hochsensible Menschen viel zu früh aufgeben, weil sie nicht wissen, dass es sich lohnt, diesen Gegenwind auszuhalten. Vielleicht ist das auch der Grund, warum es vielen Menschen so schwerfällt, aus unserem Gesellschaftssystem auszubrechen. Denn es kostet viel Energie und Mut, gegen den Strom zu schwimmen. Es ist aber dringend notwendig, wenn wir uns aus diesen ungesunden Konstellationen befreien wollen. Hast du schon mal einen Moment darüber nachgedacht, dass du gar nicht das Problem bist, sondern dass der Fehler im Gesellschaftssystem liegt? Und genau darum müssen wir gemeinsam dieses System verändern!

Cordula Roemer beschreibt in ihrem Buch »Bin ich wirklich hochsensibel?: 20 Unterschiede zwischen Trauma und Hochsensibilität«, dass sich Hochsensibilität und Trauma voneinander unterscheiden und nennt wesentliche Unterschiede, wie zum Beispiel, dass die Hochsensibilität angeboren sei und Trauma nicht. Diese These möchte ich jedoch kritisch hinterfragen. Denn, wenn ein Trauma nicht angeboren ist, wie kann man sich dann »transgenerationale Traumatisierungen« (siehe Seite 29), also generationsübergreifendes Trauma, erklären? Wie kann es also sein, dass wir Traumata von unseren Vorfahren übernehmen? Die Epigenetik, also die Erforschung der Genmodifikation durch externe Umweltfaktoren, beweist, dass Traumata über Generationen weitergegeben werden können. So kann beispielsweise die Urgroßmutter, die den Krieg miterlebt hat, ihre seelischen Wunden an die Nachkommen übertragen, wenn sie diese nicht geheilt hat. Auch die spirituelle Sichtweise – in Form der sogenannten Ahnenheilung – sagt, dass nicht aufgelöste Traumata weitergegeben werden – und zwar so lange, bis es jemand erkennt und sich dazu entschließt, das Trauma zu heilen. Diese Menschen werden dann zu »Cycle Breaker«. Sie haben eine besondere Aufgabe: Sie können sich selbst von den Schmerzen und Lasten der Ahnenlinie befreien und den Weg ebnen für die nachfolgenden Generationen.

»Denn seelische Wunden kehren leider nicht zu ihrem Verursacher zurück, sondern wandern so lange durch die nachfolgenden Generationen, bis jemand den Mut hat, sie zu heilen!«

Der Weg der Traumaheilung ist kein leichter, denn er verläuft nicht linear. Ein Cycle Breaker zu sein, ist mit einer der wichtigsten »Jobs« für persönliches Wachstum und Weiterentwicklung! Das bedeutet nicht, dass du nun hauptberuflich Coach*in, Heiler*in oder Therapeut*in wirst. Denn letztendlich beginnt alles im Kleinen, also in deinem Privatleben. Das ist der Schlüssel zu einer weitreichenden gesellschaftlichen Veränderung. Wenn wir verstehen, wie stark uns Trauma beeinflusst, dann können wir eine Lawine der Veränderung lostreten. Dafür müssen wir das alte System und somit auch alte Denkweisen hinterfragen. Dafür müssen wir erkennen, dass Hochsensibilität keine Krankheit ist, sondern dass wir in einem »kranken« Gesellschaftssystem leben. Dann ist es möglich, neue positive Erfahrungen zu machen. Und dafür brauchen wir Trauma-informierte Menschen wie dich! Ich wünsche mir für dich, dass du als hochsensibler Mensch den Mut hast, dich all deinen Schattenthemen zu stellen und den Kreis zu durchbrechen!

Wie du siehst, können Traumata nicht nur durch äußere Ereignisse wie Kriege, Naturkatastrophen, Gewalt oder Unfälle entstehen, sondern vor allem auch durch innere Erfahrungen, die nicht auf den ersten Blick erkennbar sind. Dieses Buch konzentriert sich auf menschengemachte Traumatisierungen, sogenannte »man-made«-Traumata, die im zwischenmenschlichen Bereich stattfinden, oft subtil und daher schwierig zu erkennen sind. Dabei gibt es unterschiedliche Trauma-Arten, die für hochsensible Menschen im Kontext mit Schattenarbeit von besonderer Relevanz sein können, und die ich dir auf den folgenden Seiten gerne vorstellen möchte. Überprüfe für dich, was mit dir in Resonanz geht, um dich dann gegebenenfalls tiefer damit auseinanderzusetzen.

SYMBIOSETRAUMA – DAS DILEMMA MIT FREMDENERGIEN

Wenn die Trennung von anderen Energien, sogenannten Fremdenergien, zum Problem wird, dann ist der Grund dafür manchmal nicht offensichtlich. Meist verbirgt sich dahinter ein Symbiosetrauma, was dazu führt, dass du mit den Energien von anderen Personen eine Symbiose eingehst und dich immer wieder in der Energie der anderen Person verlierst. Kommt dir das zufällig bekannt vor? Dann werde ich dir jetzt das Symbiosetrauma näher erläutern, und du darfst für dich selbst schauen, ob du damit in Resonanz gehst.

Das Symbiosetrauma ist ein Konzept, das vom deutschen Psychotraumatologen Franz Ruppert entwickelt worden ist. Unter dem Symbiosetrauma versteht man belastende Erfahrungen zwischen Eltern und Kind in der frühkindlichen Entwicklung. Eine Symbiose bezeichnet dabei die Verschmelzung zwischen Eltern und Kind bis hin zur Identifikation, was schließlich die Entwicklung des Kindes negativ beeinträchtigt. Diese negativen symbiotischen Beziehungen haben traumatische Auswirkungen, die sich später im Erwachsenenalter zeigen können. Und so beginnt der Prozess der Symbiose, laut Ruppert, bereits während der Schwangerschaft. So prägen die Emotionen der Mutter während der Schwangerschaft die Grundstruktur des kindlichen Organismus. Das Kind erlebt also die Welt der Mutter als seine eigene. Ob ein Kind mit Freude oder mit Ängsten empfangen wird, prägt auch das emotionale Erleben des kindlichen Organismus noch im Mutterleib. Die Angst der Eltern kann damit zur Angst des Kindes werden. Denn durch symbiotische Verstrickungen gibt es keine Trennung zwischen den Eltern und dem Kind, wodurch es für das Kind später schwierig wird, eigenständig zu werden und sich abzunabeln. Damit einher geht auch die Übernahme von Traumatisierungen der Eltern inklusive deren Überlebensstrategien. Daraus resultiert ein Kind, welches selbst im Erwachsenenalter seine eigenen Bedürfnisse unterdrückt und ständig die Hand nach anderen Menschen ausstreckt, die Hilfe brauchen. Dies ist ein subtiler Vorgang der »energetischen Verschmelzung«, der aber dazu führen kann, dass man das gesamte Trauma-Gepäck der anderen Person unbewusst übernimmt.

Als Menschen streben wir nach Bindung. Wir sind Herdentiere und brauchen soziale Verbindungen zu anderen Menschen. Das Problem daran ist nur, dass eine Bindung nicht immer eine »gesunde« Bindung ist. Ungesunde, schädliche Bindungen entstehen laut der Theorie des Symbiosetraumas bereits im Mutterleib, indem du eine Symbiose eingehst. Mit »Symbiose« ist hier das energetische Verschmelzen zwischen Mutter und Kind gemeint. Und so kann es sein, dass deine Mutter eventuell schon eine Person war, die damit Probleme hatte, sich gesund gegenüber ihrer Umwelt und anderen Menschen abzugrenzen, sodass sie diese Herausforderung im Mutterleib an dich weitergegeben hat. In dieser ungesunden Kombination existieren kein »Ich« und kein »Du«. Es gibt nur ein »Wir«. Das sorgt für eine starke Abhängigkeit. Die eine Person kann nicht ohne die andere. Ist eine gesunde Abgrenzung nicht vorhanden, bist du später anfällig für Fremdenergien und saugst diese immer wieder auf. Es wird zu einer Selbstverständlichkeit für dich, eine Symbiose mit deiner Umwelt einzugehen, weil du das bereits im Mutterleib gelernt hast. Eine gesunde Autonomie kann deshalb nicht stattfinden. Du brauchst aber eine gewisse Autonomie, um dich zu einem eigenständigen Menschen zu entwickeln, der frei von Entscheidungen anderer ist. Was bleibt, ist also immer eine gewisse Zwiespältigkeit, wenn es um die eigene Identität geht. Die Identitätsfindung ist demnach ein wesentlicher Bestandteil deiner Persönlichkeitsentfaltung.

»WER BIN ICH OHNE DEN **LANGEN SCHATTEN** MEINER **VERGANGENHEIT?**«

Eine essenzielle Frage, die du dir auf deiner Reise stellen solltest, lautet:

»Wer bin ich ohne den langen Schatten meiner Vergangenheit?«

Warum ich den Blick für dieses komplexe Thema schärfen möchte, ist, dass es eine Erklärung dafür sein kann, dass du dich schnell anpasst und immer wieder fremdgesteuert wirst. Denn diese traumatischen Ereignisse im Mutterleib sind ein unbewusster Prozess, der dich unbemerkt steuert. Unser Nervensystem wählt immer das, was ihm bekannt vorkommt und hat Angst vor etwas Neuem. Deswegen ist ein Abgrenzungsversuch etwas, was für den Körper alarmierend ist. Die meisten Menschen vermuten, dass der Abgrenzungsversuch mit etwas Positivem einhergeht. Stattdessen zeigen sich bei Menschen, die von einem Symbiosetrauma betroffen sind, intensive Gefühle bis hin zu Angstzuständen. Denn die Verschmelzung hat früher dein Überleben gesichert, und somit können die ersten Abgrenzungsversuche sich so anfühlen, als würde man gegen Windmühlen kämpfen. Kann man diese tiefe Prägung ändern? Ja! Dafür ist es aber wichtig zu wissen, wie dein Nervensystem funktioniert und welche Rolle dabei der Einfluss von frühkindlichen Prägungen spielt. Dann kannst du neue positive Erfahrungen sammeln und eigenständige Entscheidungen treffen!

TRANSGENERATIONALES TRAUMA – DIE LAST UNSERER VORFAHREN

Wie auf Seite 26 bereits erwähnt, beschreibt das transgenerationale Trauma die Auswirkungen von Traumatisierungen einer Generation auf die nachfolgenden Generationen. So kann es sein, dass nicht nur direkte Trauma-Erfahrungen auf dich wirken, sondern du die Lasten deiner Ahnen – in Form von seelischen Wunden – mit in deinem Lebensrucksack trägst. Dementsprechend besagt das Konzept des transgenerationalen Traumas, dass uns Trauma »mit in die Wiege gelegt« wird. Für hochsensible Personen ist diese Form von Trauma besonders relevant, da ihre feinen Antennen für sehr intensive emotionale Erfahrungen sorgen. Sie nehmen deswegen nicht nur die eigenen Gefühle intensiver wahr, sondern spüren auch Fremdenergien stärker. In Bezug auf transgenerationales Trauma bedeutet das, dass sie das emotionale Gepäck vergangener Generationen stärker wahrnehmen und mittragen.

Eine ausgeprägte Empathie kann dazu führen, dass wir die Traumata unserer Familie und Vorfahren sozusagen als »Erbe« besonders wahrnehmen. Das bietet uns die Chance, die verborgenen Wunden vergangener Generationen zu erkennen, um besser damit umgehen zu können. Durch die Auseinandersetzung mit diesem Thema können wir nicht nur unsere eigenen emotionalen Reaktionen besser verstehen, sondern auch eine gewisse emotionale Befreiung empfinden. Wir bekommen so die Möglichkeit, den Zyklus der unbewussten Weitergabe von Traumata als Cycle Breaker zu durchbrechen (siehe Seite 26).

Traumatisierungen können also weitergegeben werden. Durch die ständige, unbewusste Weitergabe dieser Trauma-Dynamiken befinden wir uns gesellschaftlich betrachtet in einem Teufelskreis. Bei transgenerationalem Trauma gilt, dass »ungeheilte« Wunden weitergegeben werden. Das bedeutet, dass je niedriger das Bewusstsein und das Wissen über Trauma in der Gesellschaft sind, desto größer ist die Gefahr, dass Trauma über Generationen weitergetragen wird und sich die Folgen von Trauma durch Leid in unserem Leben manifestieren. Deine Aufgabe ist es also, Licht ins Dunkel zu bringen, um negative Zyklen zu durchbrechen und das Bewusstsein zu erhöhen, sodass ein Trauma nicht weitergegeben wird. Du fragst dich jetzt sicherlich, wie du diesem Thema begegnen solltest – und das ist in der Tat eine wichtige Frage. Denn letztendlich lässt sich dadurch das Leid in der Welt nicht nur besser verstehen, sondern auch verringern. Natürlich ist die Bewältigung von transgenerationalem Trauma sehr individuell und braucht Zeit. Dennoch möchte ich es dir ans Herz legen, dich dieser Aufgabe zu stellen, und dir Bestandteile mit auf den Weg geben, die dir dabei behilflich sein können.

Erst einmal ist es wichtig, Familiendynamiken zu verstehen. Die Auseinandersetzung mit deinem Familiensystem und dem dazugehörigen langen Schatten der Vergangenheit ist ein wichtiger Beitrag. Muster und Zusammenhänge aufzudecken, die aus einer dysfunktionalen Familie resultieren, helfen dabei, den Teufelskreis zu durchbrechen. Körperorientierte Ansätze sind im Kontext der Traumaverarbeitung von großer Bedeutung. Denn Traumata haben nicht nur emotionale und kognitive Auswirkungen, sondern immer auch eine körperliche Komponente. Als Betroffene*r von transgenerationalem Trauma kann es heilsam sein, unterstützende Personen an deiner Seite zu haben. Mit Gleichgesinnten kannst du dich austauschen und gesehen fühlen. Menschen, die ähnliche Erfahrungen gemacht haben, können deinen Heilungsprozess fördern. Ein weiterer wichtiger Bestandteil ist die »Psychoedukation«. Das meint die therapeutisch angeleitete Begleitung von Betroffenen auf ihrem Weg zu mehr Bewusstsein über transgenerationales Trauma. Das kann dazu beitragen, dass du dich selbst und andere Menschen besser verstehst und dadurch mit Trauma und seinen Auswirkungen leichter umgehen kannst.

DER ALLEINGEBORENE ZWILLING

Das Konzept des »alleingeborenen Zwillings« bezieht sich auf die Annahme, dass ein Zwilling in der Gebärmutter verstirbt, während der andere überlebt. Solch ein Erlebnis kann traumatisierend sein und den überlebenden Zwilling prägen. Die traumatische Erfahrung eines verlorenen Zwillings kann zu einer verstärkten Sensibilität für Verlust, Trennung und der Suche nach Verbundenheit führen. So stellt die Auseinandersetzung mit dem Konzept des alleingeborenen Zwillings eine Chance für feinfühlige Menschen dar, tiefe, vielleicht bislang unverstandene Emotionen verarbeiten zu können, die im Zusammenhang mit diesem Trauma stehen. Die Reflexion über die möglichen Auswirkungen des Verlusts eines Zwillings kann zu einem tieferen Verständnis der eigenen Identität, der Suche nach Bindung und der emotionalen Dynamiken in Beziehungen führen.

Vielleicht hattest du bisweilen das Gefühl, dass etwas in deinem Leben fehlt, und du weißt einfach nicht, was. Du suchst ständig nach einem fehlenden Puzzleteil. Vielleicht projizierst du diese Suche auch auf eine passende Lebenspartnerin oder einen passenden Lebenspartner. Es ist eine Suche der Sehnsucht nach Verschmelzung und Innigkeit. Betroffene landen jedoch oft in Partnerschaften, die ihnen genau das Gegenteil geben: Sie erleben Ablehnung und Unnahbarkeit.

Etwa 30 Prozent der Befruchtungen sind laut der Trauma-Expertin Evelyne Steinemann, die sich mit dem Thema intensiv beschäftigt hat, als »Mehrfachbefruchtungen« angelegt. Das heißt entweder als Zwilling oder sogar als Drilling. Ein guter Indikator dafür, dass ein Zwilling abgegangen ist, ist eine Abbruchblutung, die jedoch häufig nicht stattfindet – zum Beispiel dann, wenn der Zwilling schon sehr früh abgeht und noch keine Ultraschallbilder vorliegen. In den meisten Fällen lässt sich der Verlust also nicht nachweisen, und so bleibt der verlorene Zwilling meist im Verborgenen. Die Vorstellung und das Bewusstsein darüber, dass man nicht allein im Mutterleib gewesen ist, kann vieles im Leben eines Betroffenen verändern.

Anhand der Quellen, die sich mit dem Phänomen des alleingeborenen Zwillings beschäftigen, habe ich vor einigen Jahren eine Checkliste (siehe Seite 32) erstellt, die als gute Orientierung dient, und mit deren Hilfe du feststellen kannst, welche Merkmale vielleicht auf dich zutreffen und womit du in Resonanz gehst. Doch zunächst einmal die Frage: Was würde sich für dich verändern, wenn du wüsstest, dass du nicht allein im Mutterleib warst, sondern ein alleingeborener Zwilling bist? Wenn du ein gutes Verhältnis zu deiner Mutter hast, dann kannst du sie sicherlich befragen. Behalte aber im Hinterkopf, dass dieses Thema sehr sensibel ist und deine Mutter vielleicht nicht darüber reden möchte oder nicht mehr weiß, ob sie eine Abbruchblutung hatte, oder es sogar verdrängt hat.

Dieses Trauma, welches im Mutterleib stattgefunden hat, kann, wenn es ein unverarbeitetes Trauma ist, Auswirkungen auf dein Leben als Erwachsene*r haben. Oft gehen damit Schuldgefühle einher, die man im Erwachsenenalter nicht mehr zuordnen kann. Eine der meistgefühlten Ängste, die alleingeborene Zwillinge begleiten, ist die Angst vor Verlust. Auch das Abschiednehmen kann ihnen besonders schwerfallen. Die Hauptproblematik besteht allerdings darin, dass sich immer eine zweite Identität mit im Raum befindet, die sie begleitet. Denn das enge Verschmelzen der Zwillinge im Mutterleib sorgt für die Verwässerung der »Ich-und-Du-Grenze«. Dadurch entsteht eine innere Zerrissenheit, die sich immer wieder im alltäglichen Leben zeigt.

Nutze die folgende Checkliste, um zu erspüren, ob du vielleicht das Trauma eines alleingeborenen Zwillings in dir trägst. Mit je mehr Punkten du resonierst, desto höher ist die Wahrscheinlichkeit, dass du ein verlorener Zwilling bist. Diese Liste erhebt jedoch keinen Anspruch auf Vollständigkeit und dient lediglich der groben Selbsteinschätzung.

GLAUBENSSÄTZE, GEFÜHLE UND EIGENSCHAFTEN, DIE ALS ANZEICHEN DAFÜR DIENEN KÖNNEN, DASS DU EIN VERLORENER ZWILLING BIST

- Ich fühle mich allein.
- Ich fühle mich verlassen.
- Ich bin nicht liebenswert.
- Immer, wenn ich etwas Schönes erlebe, folgt darauf etwas Schreckliches.
- Ich spüre einen tiefen, plötzlichen emotionalen Schmerz.
- Ich empfinde tiefe Sehnsucht.
- Ich habe das Gefühl, etwas zu vermissen.
- Ich trage das Gefühl der Unvollständigkeit in mir.
- Ich habe Energie für zwei.
- Ich bin perfektionistisch.
- Ich spüre den Wunsch nach Verschmelzung.
- Ich empfinde oft ein plötzliches Gefühl der Leere.
- Ich habe Bindungsängste.
- Ich wechsel häufig meine Partner*innen.
- Ich habe Beziehungsprobleme.
- Ich habe Angst vor der Dunkelheit.
- Ich habe Schuldgefühle.
- Ich habe ein Helfersyndrom.
- Ich habe Mangeldenken.
- Ich habe Angst vor engen Räumen.
- Ich bin oft unaufmerksam und nicht präsent und hatte daher schon zahlreiche Unfälle.
- Ich habe das Bedürfnis nach Nähe und gleichzeitig Angst davor.
- Ich habe das Gefühl, erfolglos zu sein.
- Ich trage bisher einen unerfüllten Kinderwunsch in mir.
- Ich trage keinen Kinderwunsch in mir.
- Ich empfinde oft Enttäuschung.
- Ich leide unter einem Kontrollzwang.
- Ich empfinde oft das Gefühl von Sinnlosigkeit.
- Ich kaufe Dinge und Anziehsachen für zwei.
- Ich esse für zwei.
- Ich habe Angst vor Abschieden.
- Ich fühle oft eine plötzliche Energielosigkeit.
- Ich fühle mich zerrissen.
- Ich habe oft Probleme, Entscheidungen zu treffen.
- Ich leide oft unter wiederkehrenden Dramen.
- Ich habe Probleme mit dem Selbstwert, der Selbstliebe oder dem Selbstbewusstsein.
- Ich fühle mich manchmal einsam.

SEKUNDÄRTRAUMATISIERUNGEN

Unter einer Sekundärtraumatisierung versteht man eine Traumatisierung, die durch zu starkes Mitfühlen entsteht. Das bedeutet, dass Sekundärtraumatisierungen zustande kommen, wenn du mit den traumatischen Erlebnissen einer anderen Person in Kontakt kommst oder etwas Traumatisierendes siehst. Insbesondere hochsensible Menschen können durch ihre ausgeprägte Empathie und emotionale Sensibilität die Gefühle und Erfahrungen anderer intensiver aufnehmen. Empathie ist wesentlicher Bestandteil der Hochsensibilität, und so besteht die Gefahr, sich durch das Mitfühlen bei einer anderen Person »anzustecken«. Durch das übermäßige Einfühlen und die Verinnerlichung der Gefühle anderer Menschen kann eine emotionale Verbundenheit entstehen, die jedoch nicht förderlich für einen selbst ist. So können intensive emotionale Reaktionen, das »Retter- oder Helfersyndrom« und schwache Grenzen die Anfälligkeit für Sekundärtraumatisierungen verstärken.

In unserer heutigen Gesellschaft werden wir täglich mit zahlreichen, emotional belastenden Inhalten konfrontiert; sei es in den Nachrichten, über Social Media, in Filmen oder in persönlichen Gesprächen. All diese Inhalte können uns überfluten und sowohl bei den direkt Betroffenen als auch bei den Personen, die mit den Betroffenen interagieren, traumatisierend sein. Das bedeutet, dass Sekundärtraumatisierungen nicht im direkten Zusammenhang mit einem traumatischen Ereignis entstehen, sondern im indirekten Kontakt. Menschen, die in einem sozialen Beruf arbeiten, können davon besonders betroffen sein. So kann auch ein*e Traumatherapeut*in durch die Geschichten ihrer beziehungsweise seiner Klient*innen betroffen sein. Oder ein Mensch, der Zeuge eines schweren Unfalls wird. Die Anzeichen einer Sekundärtraumatisierung ähneln dabei der einer primären Traumatisierung, bei der die Person selbst das traumatische Ereignis erlebt hat.

DER EINFLUSS VON EXTERNEN ENERGIEN (FREMDENERGIEN)

Hochsensible Menschen haben oft das Gefühl, ein*e Außenseiter*in oder fehl am Platz zu sein. Diesen Gedanken kennst du vielleicht auch? Hast du dir schon mal die Frage gestellt, dass vielleicht nicht du verkehrt bist, sondern das System, in dem du lebst? Ich möchte dir ein kleines Beispiel geben. Mal angenommen, du trinkst keinen Alkohol mehr. Dann ist das für einen Großteil der Gesellschaft befremdlich. Du wirst dafür schräg angesehen. Obwohl jeder weiß, dass Alkohol schädlich ist. Ist das nicht verrückt? Du wirst in dieser Gesellschaft für etwas verurteilt, was eigentlich vorbildlich ist und nachgeahmt werden müsste. Hochsensible verspüren oft den Drang, die richtigen Dinge zu tun, aber werden vom Rest der Welt dafür kritisiert, sodass sie gelernt haben sich anzupassen.

Als feinfühliger Mensch nimmst du gewisse äußere Einflüsse intensiv wahr. Unter anderem auch die Energien der Gesellschaft, die man auch als »Kollektivenergie« bezeichnet. Sind wir nicht in der Lage, uns von diesen Energiefeldern anderer Menschen abzugrenzen, kann das schnell zur Belastung und Herausforderung im Alltag werden. Ein Beispiel: Viele Menschen sind getrieben und leben von Wochenende zu Wochenende. Größtenteils können sie aus sich selbst heraus keine Lebensenergie ziehen und nutzen dafür andere Quellen wie zum Beispiel andere Menschen, die sich (auch oft unbewusst) dafür bereit erklären, ihre Energie zu opfern. Man spricht in Literatur auch von einer »Symbiose« (siehe Seite 27, Symbiosetrauma). Leider sind es oft die hochsensiblen Menschen, die ihre Energie

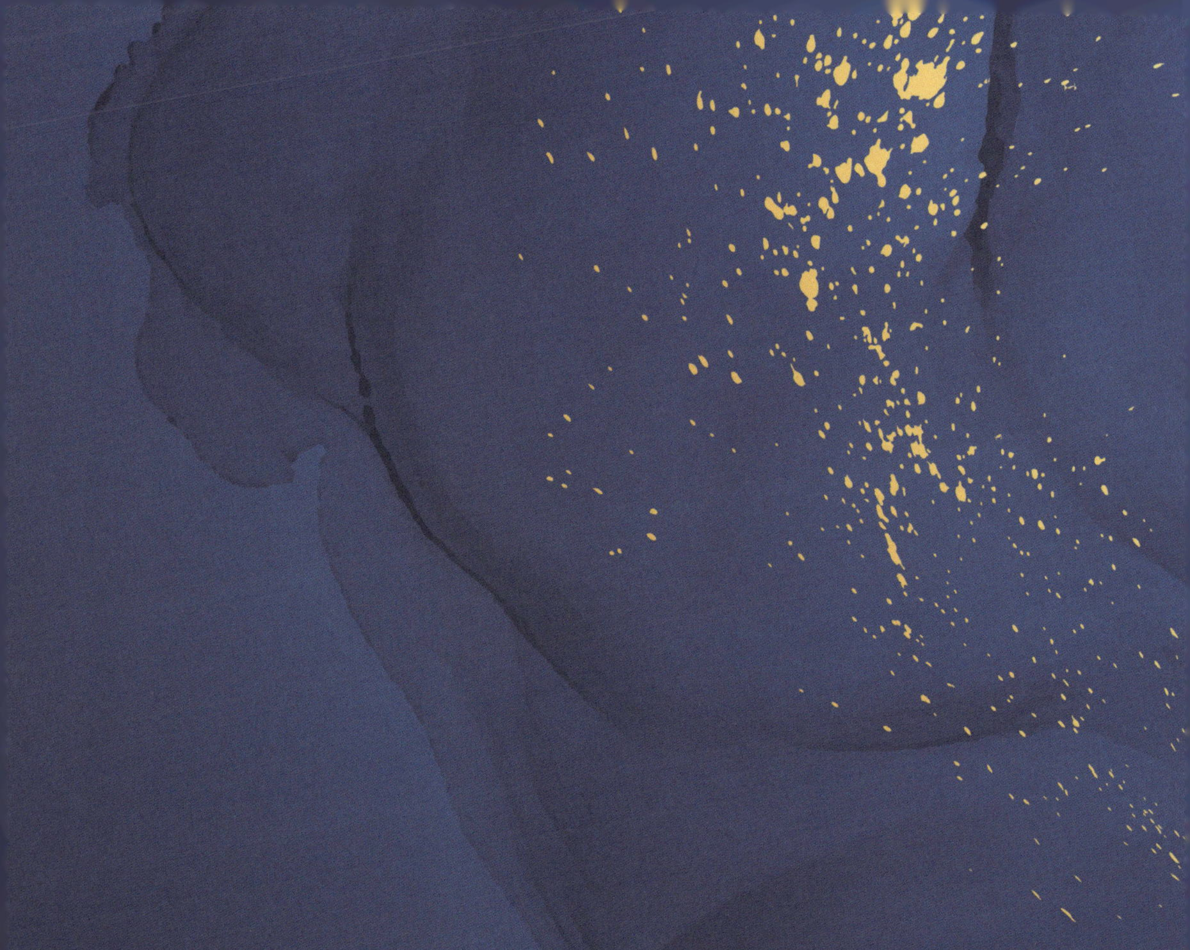

»WENN DU ETWAS **BEWIRKEN** UND VERÄNDERN MÖCHTEST, FÄNGT DIE **VERÄNDERUNG** IMMER BEI DIR AN, INDEM DU LERNST, DICH WIEDER MIT DEINEM **KÖRPER** ZU VERBINDEN!«

verteilen und sich am Ende des Tages ausgelaugt fühlen. Trauma-Energie kann also ansteckend sein, insbesondere dann, wenn wir selbst voller unbewusster Wunden stecken, die nicht geheilt wurden.

So hoch entwickelt wie unsere Gesellschaft auch scheint, die »emotionale Reife« der einzelnen Menschen ist dagegen weniger stark ausgeprägt. Doch woran kann das liegen? Wo Freundlichkeit, Empathie und Herzenswärme fehlen, sind Traumatisierungen oft die Ursache. Rückblickend auf die letzten Jahre habe ich als hochsensibler Mensch besonders das Gefühl, dass man eine gewisse Kälte in der Gesellschaft spürt. Und genau diese Kälte ist es, die viel über das Miteinander und somit unsere zwischenmenschlichen Beziehungen aussagt. Unsere Beziehungen zu anderen Menschen sind essenziell für das Zusammenleben in einer Gesellschaft. Doch letztendlich kommt es immer auf die Qualität der Beziehungen an, die vorherrschen. Ist eine Gesellschaft eher geprägt von toxischen, also ungesunden Beziehungen, so gestaltet sich das Miteinander schwierig. Dann wird die Gesellschaft zu einer Ellenbogengesellschaft, wie wir sie bereits in den letzten Jahrzehnten erlebt haben, und im Mittelpunkt steht nicht mehr der Mensch oder seine Gesundheit, sondern Macht und Geld. Damit ein System wie unsere Gesellschaft funktioniert, sind aber vor allem soziale Faktoren wie das Zusammenleben wichtig, welches durch den Umgang miteinander bestimmt wird. Das Leben erfordert unwillkürlich ein soziales Miteinander – vor allem für unser Wohlbefinden. Doch blicken wir in die Gesichter einiger Menschen, dann scheint es so, als wäre niemand »zu Hause«. Stattdessen sind die Gesichter von Stress, Sorgen und Kälte gekennzeichnet. Diese Menschen bewohnen ihren Körper aufgrund von Traumatisierungen nicht mehr. Sie haben sich als Schutz der Psyche von ihrem Körper abgespalten und somit auch Körper, Seele und Geist voneinander getrennt. Dadurch, dass sie gar nicht richtig anwesend in ihrem eigenen Leben sind, können sie nicht aus dem Vollen schöpfen. Ihr Potenzial bleibt unentdeckt und sie führen ein unerfülltes Leben. Die Folgen? Für diejenigen, die von einer besseren Welt träumen, wird sich in dieser Gesellschaft wenig bis gar nichts verändern. Was bleibt, sind einfach nur »Luftschlösser«.

Wir leben in einer Zeit, in der wir nicht mehr alles einfach verdrängen können. Die Coronapandemie war der Katalysator für das, was vorher unsichtbar war – vor allem zwischenmenschliche und psychische Probleme, die durch Traumatisierungen entstanden sind und nie bewältigt wurden. Laut einer Studie von Dr. Helena Ludwig-Walz et al. vom Bundesinstitut für Bevölkerungsforschung (BiB) aus dem Jahre 2022 zum Thema »Zunahme von Depressionen bei Kindern und Jugendlichen nach dem Ausbruch der COVID-19-Pandemie in Europa« sind Kinder und Jugendliche heutzutage sehr unglücklich. Auf die Frage, was sie derzeit am meisten beschäftigt, kam zuerst die Inflation als Antwort, gefolgt vom Ukrainekrieg. Viele hochsensible Menschen träumen daher von einer neuen Welt, und ich habe mich lange gefragt, warum es nicht einfach einen großen Knall geben kann und sich dann alles neu sortiert. Aber so einfach ist das Leben leider nicht ... Daher sei dir bitte bewusst:

»Wenn du etwas bewirken und verändern möchtest, dann fängt die Veränderung immer bei dir an, indem du lernst, dich wieder mit deinem Körper zu verbinden!«

Wir sind Kriegsenkel*innen. Unsere Großeltern oder sogar Eltern sind in einer Zeit aufgewachsen, wo Krieg herrschte. Ich denke, ich muss an dieser Stelle nicht erklären, dass der Krieg höchst traumatisierend war. Auch wenn sich viele Menschen vielleicht mit ihrer Geschichte beschäftigt haben, fehlt dennoch die »emotionale« Auseinandersetzung damit. Und so tragen viele Menschen – auch jetzt noch – die seelischen Narben aus der Vergangenheit in sich und geben sie unbewusst an die nächste Generation weiter (»transgeneratio-

»WIR DÜRFEN **LERNEN**, DIE ENERGETISCHEN LASTEN ABZUGEBEN UND DEN **TRAUMA-STRUDEL** ENDLICH ZU **DURCHBRECHEN**!«

nales Trauma«, siehe Seite 29). Wir müssen uns vor Augen halten, dass wir Familienangehörige haben, die direkt von Trauma betroffen sind – sei es durch Unfälle, Naturkatastrophen, Krieg oder auch Flucht – und, dass wir unbewusst dieses Trauma und den damit verbundenen Schmerz übernehmen.

In einer Studie über Kriegsveteranen wurde herausgefunden, dass die Veteranen indirekt ihre Ehefrauen traumatisiert haben, obwohl diese nicht selbst im Krieg waren. Interessanterweise waren die Kinder und Eltern der Soldaten weniger von der Trauma-Ansteckung gefährdet. Die Ansteckung ging sogar so weit, dass die Ehefrauen »Flashbacks«, also Nachhallerinnerungen hatten, obwohl sie die Situation selbst nicht miterlebt hatten. Solche Studien zeigen, dass Traumata allgegenwärtig sind und anscheinend zur menschlichen Erfahrung auf diesem Planeten gehören. Sie beeinflussen unwillkürlich die Art und Weise, wie wir unsere Außenwelt wahrnehmen und nicht zuletzt auch unser Verhalten. Was transgenerationales Trauma so schwierig greifbar macht, ist, dass man kaum erklären kann, woher es kommt. Woher soll man wissen, was die Eltern oder Großeltern erlebt und erfahren haben, insbesondere dann, wenn nicht darüber gesprochen wird? In unserer Gesellschaft handelt es sich bei solchen Themen nämlich um Tabuthemen, die gerne unter den Teppich gekehrt werden. Es wird wenig über Gefühle gesprochen – was ein Trauma noch begünstigt. Oft höre ich Menschen dann sagen: »Traumatisiert? Ich? Nein, so schlimm kann es dann doch nicht gewesen sein.«

Wenn wir schon als kleine Kinder die traumatischen Frequenzen unseres Umfeldes aufsaugen, besteht die Gefahr, dass wir diese Emotionen als unsere eigenen Emotionen annehmen. Unwiderruflich führt das Nicht-Unterscheiden dazu, dass wir uns irgendwann selbst in einem Trauma-Strudel wiederfinden.

Die Heilung von Trauma und all den unangenehmen Gefühlen, die damit einhergehen, wird durch Ignoranz gehemmt. Solange wir Gefühle verdrängen und nicht integrieren, bestehen sie fort. Wer sein eigenes traumatisches Päckchen nicht tragen kann, der gibt es an jemand anderen weiter. Dadurch, dass wir uns als hochsensible Menschen nicht ausreichend abgrenzen können, besteht die Gefahr, wie eine Dockingstation die fremden Themen und die emotionale Last anderer Menschen zu übernehmen. Das ist allerdings alles andere als heldenhaft, denn niemand ist dauerhaft imstande, fremde Energien auszuhalten – und das ist auch nicht unsere Aufgabe! Denn Trauma-Energie sammelt sich sonst über die Jahre immer weiter an, bis der Zeitpunkt kommt, an dem der Körper nach Aufmerksamkeit schreit. Denn diese Energie will abgebaut werden. Wir dürfen also lernen, die energetischen Lasten abzugeben. Nur die wenigsten Menschen wissen leider, wie das funktioniert. Und deshalb schreibe ich dieses Buch, um dich dabei zu unterstützen, den Trauma-Strudel endlich zu durchbrechen!

AUFBRUCH
AUS DER DUNKELHEIT

DER WEG DER TRANSFORMATION

Bereits in meinem sozialwissenschaftlichen Studium faszinierte mich die »Systemtheorie«. Viele meiner Kommiliton*innen fanden das langweilig, aber ich konnte dem so viel abgewinnen. Schließlich leben wir in Systemen, die alle miteinander verbunden sind. Alles befindet sich in einer Interaktion. Verändern wir etwas in dem einen System, so verändert sich auch etwas an anderer Stelle. Das Leben ist komplex und wird immer komplexer, da wir uns als Gesellschaft weiterentwickeln. Veränderung geschieht nicht über Nacht. Übrigens kann das auch die Trauma-Heilung nicht leisten. Das ist wohl auch der Grund dafür, dass sich viele Menschen nicht mit dem Thema auseinandersetzen wollen, weil dieser Weg sehr viel Geduld erfordert.

Eine nachhaltige Veränderung eines komplexen Themas, wie Trauma oder der Gesellschaft, erfordert die Berücksichtigung mehrerer Faktoren. Zunächst müssen wir alles »Alte« bewältigen und den Ballast loslassen, der die Veränderung bisher blockiert hat. Und dann benötigen wir natürlich eine Vision der Zukunft. Doch heutzutage sind diese beiden Teile im Ungleichgewicht. Statt unsere Vergangenheit zu bewältigen – und dazu gehört aus Sicht der Trauma-Perspektive auch unsere gesellschaftliche Geschichte –, wiederholen wir sie und hängen in ihr fest. Und was die Zukunft betrifft, klammern wir uns an mentalen Konzepten und Szenarien fest, die uns davon abhalten, in Verbindung mit unserem Körper zu sein, und treiben so die Trauma-Energie weiter voran. Das ist insbesondere für hochsensible Menschen relevant, denn genau ihnen fehlt diese »Erdung«, sprich die Verbindung zum Körper.

Trauma hat die Eigenschaft, dass es uns auf eine äußerst intensive Art aus dem Körper herauskatapultiert. Oft wissen wir dann nicht, wie wir wieder zurückfinden können. Wir wundern uns, warum wir müde sind, aber nicht schlafen können und trotz Entspannungstechniken nicht abschalten können. Wir haben Schmerzen, für die wir keine Erklärung finden. Warum? Wir haben uns so daran gewöhnt, abgelenkt zu sein und unseren Fokus auf die Außenwelt zu richten, dass es uns schwerfällt, wieder zu spüren, was uns guttut und welche Verbindungen uns nähren.

Das Thema Trauma zeigt sich bei vielen hochsensiblen Menschen erst dann, wenn sie merken, dass sie in einer Sackgasse gelandet sind. Die Menschen, die zu mir finden und etwas im Leben verändern wollen, haben alle etwas gemeinsam: Sie haben bereits zahlreiche Bücher gelesen, Seminare und sogar Ausbildungen besucht, jedoch ohne die Veränderung, die sie sich aus tiefstem Herzen wünschen. Ich persönlich kenne das auch. Man meint, man setze alles in Bewegung, aber letztlich passiert einfach nichts. Auf einer gewissen Ebene herrscht Stagnation. Ich erinnere mich noch genau daran, wie ich einst hoffnungslos zu einer Freundin sagte: »Das Leben von anderen Menschen verläuft doch unmöglich genauso wie meins mit diesen heftigen Hochs und Tiefs, die nicht aufhören.« Diese gefühlsintensive Achterbahnfahrt mit ständigen Wiederholungen war ein klares Anzeichen für meine Traumatisierung. Als ich irgendwann zufällig auf das Thema Trauma durch die Arbeit mit meinen Pferden aufmerksam wurde, erfuhr ich, dass es einen Weg der Heilung gab, den ich bisher noch nicht ausprobiert hatte: einen »körperorientierten Ansatz«. Denn, wie man mittlerweile herausgefunden hat, lässt sich Trauma nur dann lösen, wenn der Körper miteinbezogen wird. Warum? Weil Traumata im Körper gespeichert werden. Das erklärt, warum Gesprächstherapien oft nicht helfen. Denn bei einem Trauma geht es immer um alte, unverarbeitete Emotionen. Und Emotionen leben nun mal in unserem Körper und haben eine andere Energie als Gedanken. Aufgrund dieser Tatsache lassen sich Traumata nur mithilfe der Körperarbeit und der Arbeit mit Emotionen lösen – wie beispielsweise mit der Methode des »Somatic Experiencing«, die von dem Psychotraumatologen Peter A. Levine entwickelt und für die er von der *Amerikanischen Vereinigung für Körperpsychotherapie* ausgezeichnet wurde.

Ich erinnere mich noch daran, wie ich damals in einer Yoga-Stunde bemerkte, dass sich immer mehr körperliche Widerstände aufbauten. Obwohl ich jahrelang verschiedene Yoga-Arten praktizierte, war an diesem Tag irgendetwas anders. Es erschien mir sehr unlogisch, dass Yoga mir auf einmal nicht mehr guttat, aber ich hörte auf meinen Körper. Später erst fand ich heraus, dass für traumatisierte Menschen das lange Halten von gewissen Positionen (Asanas) kontraproduktiv sein kann und ein Trauma triggern kann. Keine Sorge, das heißt jetzt nicht, dass du ab jetzt auf Yoga verzichten musst, aber du solltest eine speziell auf traumatisierte Menschen abgestimmte Yoga-Form wählen, wie zum Beispiel »traumasensibles Yoga«. Ein weiteres Beispiel dafür, dass mein Körper mich auf den richtigen Weg geführt hat, war ein Besuch beim Chiropraktiker. Die erste Behandlung fühlte sich für mich angenehm an, aber beim zweiten Besuch »sperrte« sich mein Körper förmlich gegen die ruckartigen Bewegungen. Mir wurde klar, dass ich eine andere Behandlungsform für meinen persönlichen Heilungsweg wählen musste. Letztlich war es die Osteopathie, die mir dabei geholfen hat, altes Trauma auszuleiten. Insbesondere die »Cranio-Sacrale-Therapie« war aufgrund der besonders sanften Form der Körperarbeit sehr hilfreich. Ein*e traumainformierte*r und körperorientierte*r Therapeut*in kann dir also dabei helfen, die eingefrorenen Trauma-Anteile von stagnierter Trauma-Energie wieder ins Fließen zu bringen. Mal ist es nur ein Griff, mal eine sanfte Bewegung, die wir selbst nie machen würden, die dabei unterstützen, die Selbstheilungskräfte zu aktivieren. Dabei können körperorientierte Ansätze zur Behandlung von Traumata individuell ganz unterschiedlich sein, denn jeder Mensch reagiert anders auf ein Trauma (siehe »Trauma Response«, Seite 73 f.). Deswegen zählt bei einer Traumatisierung auch kein gesellschaftlicher Standard oder die Bewertung durch eine andere Person, sondern einzig und allein deine körperliche Reaktion auf ein Ereignis. Denn:

»Dein Körper ist der Kompass zu deiner Seele.«

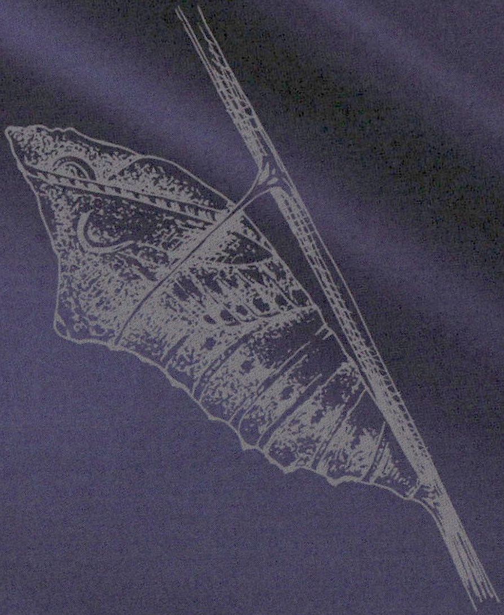

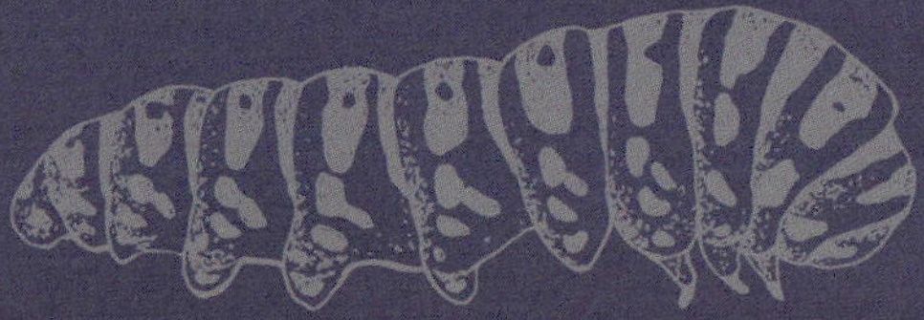

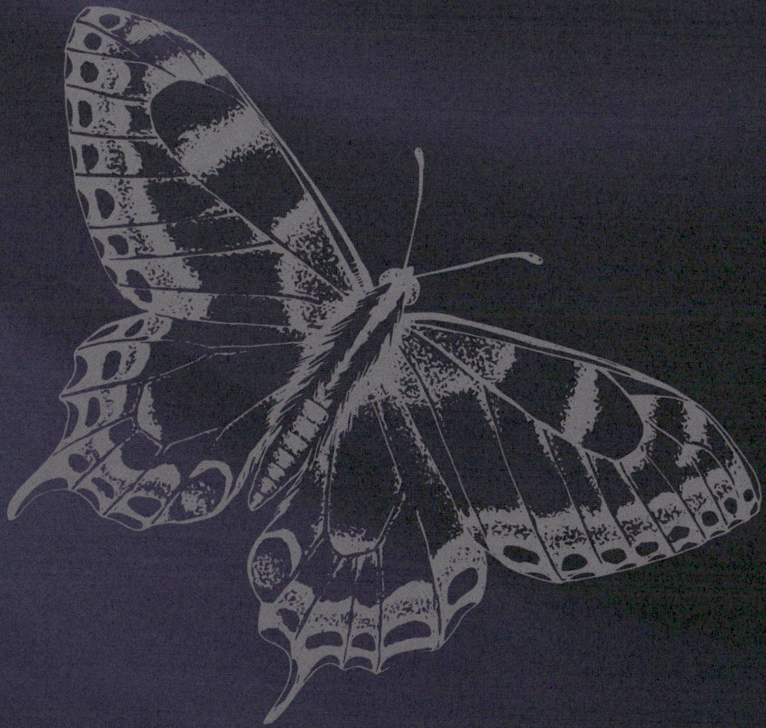

»DIE **METAMORPHOSE** DES SCHMETTERLINGS ERINNERT UNS DARAN, DASS **NACHHALTIGE VERÄNDERUNG** ZEIT, GEDULD UND MUT ERFORDERT.«

» DEIN **KÖRPER** IST DER KOMPASS ZU DEINER **SEELE.** «

Wenn du traumatisiert wirst, dann fühlst du dich von etwas so stark überwältigt, dass du nicht damit umgehen kannst. Folglich gerät dein Körper in eine Art Starre (»freeze«). Da, wo eine Starre ist, fließt keine Energie. Die Aufgabe der Körperarbeit ist es, genau diese Energie nun wieder ins Fließen zu bringen. Man spricht auch davon, das Nervensystem wieder »zum Schwingen« zu bringen. Bleibt die Energie jedoch weiterhin »gefroren«, dann antwortet der Körper mit Symptomen wie Rückenschmerzen, Nackenschmerzen, Zähneknirschen oder Schmerzen im Hüftbereich (siehe Seite 110). Und wie du sicher wahrnehmen kannst, leiden viele Menschen in unserer Gesellschaft an diesen Schmerzen. Wir brauchen also ganzheitliche Ansätze, die sich dem Thema Trauma liebevoll widmen und dabei Körper, Seele und Geist als eins betrachten, statt sie voneinander zu trennen.

Erst in den letzten Jahren haben Heilungsmethoden wie Yoga, Meditation, Hypnose und weitere Formen der Energiearbeit an Relevanz gewonnen. Ich bin in einer Zeit aufgewachsen, in der Yoga zwar angeboten wurde, aber in der Gesellschaft noch nicht angekommen war. Mittlerweile wird in nahezu jedem Fitnessstudio Yoga angeboten und auch Meditationen, zum Beispiel in Form von Apps, werden immer beliebter. All die Techniken haben ihre Berechtigung, aber reichen noch lange nicht aus. Hier sieht man ganz klar: Der Bereich der Traumaheilung steckt noch in den Kinderschuhen.

Bis vor ein paar Jahren kannte man als Trauma nur das »Schocktrauma« in Form eines überwältigenden Ereignisses, wie einem Unfall, Krieg oder einer Naturkatastrophe. Langsam wird die Gesellschaft dafür sensibilisiert, dass es auch andere Arten von Trauma gibt. In diesem Buch geht es vor allem um das »Psychotrauma«, das viele Menschen unwissend in sich tragen, und das von außen nicht ersichtlich ist. Und genau diese unsichtbare Form des Traumas kann für Menschen schädlich sein, die Energien anderer Menschen (Fremdenergien; siehe Seite 27 ff.) aufsaugen und zu ihrem eigenen Thema machen. Hochsensible spüren diese Trauma-Energie im energetischen Feld und die Dichte dieser Energie ist groß. Je mehr Bewusstsein wir über Trauma bekommen, desto eher besteht die Chance auf Heilung für die Generationen, die nach uns kommen.

Die Aufgabe für hochsensible Personen besteht nicht nur in der Aufklärungsarbeit über die eben thematisierten Dinge, sondern vor allem darin, die Themen anderer nicht länger auf sich zu nehmen und Retter*in zu spielen. Natürlich darfst du andere Menschen auf ihrem Weg unterstützen, aber du kannst ihnen ihre Last nicht abnehmen. Damit würdest du ihre Themen auch nicht lösen, sondern stattdessen viel zu stark in ihre innere Landkarte eintauchen, so denken und fühlen wie sie, und somit innere Anteile entwickeln, die sie repräsentieren. In der Psychologie nennt man so etwas »Introjekt«.

» **BEWUSSTSEIN** IST
DER ERSTE SCHRITT
ZUR **VERÄNDERUNG.** «

So können hochsensible Menschen schnell zum Schwamm der Emotionen ihrer Mitmenschen werden und sind, energetisch betrachtet, dadurch völlig überlastet. An allen Ecken und Enden fehlt es an Kapazität, mit den überwältigenden Ereignissen und Emotionen umzugehen. Und so bewahrheitet sich der Spruch, dass verletzte Menschen andere verletzen. Doch es gibt auch die Sorte von Menschen, die ihren seelischen Schmerz nutzen, um etwas in der Gesellschaft zu verändern. Sie nutzen ihre seelischen Narben, um sich selbst zu heilen und gesunde Beziehungen zu gestalten. Sie entscheiden sich bewusst dazu, nicht zu Tätern zu werden, die andere Menschen missbrauchen, sondern lernen durch den tiefen Schmerz, der ihnen zugefügt wurde, sich selbst zu lieben und ein Vorbild für den Rest der Gesellschaft zu sein. Es ist also deine Entscheidung, welchen Weg du einschlägst. Wirst du ein Opfer beziehungsweise ein*e Täter*in? Oder bestimmst du eigenverantwortlich, wie es mit deinem Leben weitergeht?

Mit diesem Buch ist bereits der erste Schritt getan, denn du erweiterst dein Bewusstsein zu diesem Thema, und Bewusstsein ist der erste Schritt zur Veränderung. Durch die Bewusstwerdung geschieht Heilung. Ich werde dir also in diesem Buch zeigen, wie du dich als hochsensibler Mensch ausreichend abgrenzen kannst, sodass deine wertvolle Energie bei dir bleibt. All das, was du in den vergangenen Jahren gefühlt hast, sind eventuell gar nicht deine eigenen Gefühle. Es sind nur Gefühle, die mit dir in Resonanz gehen und dich an etwas erinnern. Vielleicht an die Narben deiner Kindheit. Vielleicht an die Last deiner Ahnenlinie. Vielleicht auch einfach an etwas »Bekanntes«. Es ist an der Zeit, diesen Zyklus zu durchbrechen, weil wir nur so etwas verändern und etwas in der Welt bewegen können. Echte Veränderung kann nur dann stattfinden, wenn du lernst, mit deiner Aufmerksamkeit nicht ständig abzuschweifen. Das bedeutet, dass deine Gedanken nicht immer in der Vergangenheit oder in der Zukunft sein sollten. Doch genau das ist es, was in dieser schnelllebigen und technologisierten Gesellschaft nahezu unmöglich erscheint: das Leben im Hier und Jetzt.

Eine beliebte Technik, die ich selbst gerne vor Jahren genutzt habe, als ich noch nicht wusste, dass ich traumatisiert bin, war die »Visualisierung«. Jeden Tag habe ich mir vorgestellt, wie mein Traumleben aussehen sollte. Aber ich musste mich sehr anstrengen, um dieses Ritual jeden Tag durchzuführen, und irgendwie fühlte es sich auch befremdlich an. Oft hatte ich das Gefühl, dass ich in Tagträumerei abdrifte und dadurch einen wichtigen Teil meines Lebens verpasse. Und tatsächlich, ich verpasste etwas Wichtiges, nämlich: den Augenblick zu genießen! Trauma sorgt dafür, dass wir mit unserem Fokus überall sind, nur nicht in der Gegenwart. Ich habe immer wieder davon gelesen, dass wir unserem Körper gegenüber demütig sein sollten. Doch erst als ich mich mit dem Thema Trauma befasste, verstand ich, was unser Körper eigentlich leistet. Durch unseren Körper fließen Emotionen, und wenn wir diese nicht verarbeiten, äußert sich das in Blockaden bis hin zu chronischen Erkrankungen. Was in der spirituellen Szene schon lange bekannt war, wurde in den letzten Jahren durch die Traumaforschung bestätigt.

DEIN NERVENSYSTEM IST DER SCHLÜSSEL

Wir leben in einer Hochleistungsgesellschaft, in der alles auf Knopfdruck funktionieren muss. Schnelligkeit und Leistung spielen dabei eine große Rolle. Das Paradoxe an dieser Gesellschaft ist, dass wir sogar noch Applaus für unsere trauma-basierten Verhaltensweisen bekommen: Wenn wir ein Workaholic sind, bekommen wir Anerkennung von unseren Vorgesetzten. Wenn wir versuchen, alles richtig zu machen, werden wir bewundert. Wenn wir keine Grenzen setzen und allem zustimmen, sind wir für andere bequem und werden gemocht. Bei diesem »ungesunden« Verhalten wird an alle gedacht, aber eine Person wird nicht berücksichtigt: nämlich du! Die Bedürfnisse, Anforderungen und Wünsche der anderen stehen im Vordergrund und sorgen dafür, dass du dich zurückstellst und immer mehr von dir selbst entfernst. Diese Verhaltensweisen bringen gesundheitliche Probleme mit sich, die wir manchmal nicht mit Traumatisierung in den Zusammenhang bringen, wie zum Beispiel:

- Depressionen
- Ängste und Panikattacken
- Albträume
- Einschlafprobleme
- Verdauungsprobleme
- Kiefer-, Nacken- und Rückenschmerzen

Da deine Gesundheit unter den Traumatisierungen leidet, ist es wichtig, nicht mehr länger an der Oberfläche zu kratzen, sondern der Ursache auf den Grund zu gehen. Stück für Stück konnte ich über die Traumaheilung meinen Körper neu kennenlernen und wieder einen Zugang zu ihm bekommen. Wenn du aus dem Funktions- und Überlebensmodus erwachst – was unwillkürlich der Fall ist, wenn du Trauma löst –, kann es passieren, dass dein Körper in einen Dornröschenschlaf verfällt. Täglich seine Energie zu mobilisieren und am Limit zu leben ist körperlich sehr anstrengend – für viele Menschen jedoch leider der Alltag. Die wenigsten kommen dabei an den Punkt, wo sie merken, dass sie in einem Überlebensmodus feststecken und wie ein Hamster im Laufrad um ihr Leben rennen.

Um das dauerhaft hohe Stresslevel abzubauen, werden vor allem in der spirituellen Szene immer wieder Meditationen als Entspannungstechnik angeboten. Doch wenn es um das Thema Entspannung geht, haben traumatisierte Menschen oft Schwierigkeiten mit Meditationen. Es frustriert sie, wenn sie merken, dass sie sich durch eine Meditation nicht entspannen können. Sich zu entspannen bedeutet, dass man fähig ist, sein Nervensystem in einen Bereich zu bringen, in dem man sich wohl und sicher fühlt. Fernab von Bedrohungen oder unangenehmen Körperempfindungen. Das große Problem ist aber, dass wir im Zustand der Entspannung unseren Körper wieder wahrnehmen. Und wenn wir unseren Körper wahrnehmen, dann werden wir unwillkürlich mit unseren Gefühlen konfrontiert. Da sich das unangenehm anfühlen kann, versuchen wir diesen Zustand zu vermeiden. Und so sind wir eigentlich den ganzen Tag damit beschäftigt, uns abzulenken, um uns nicht spüren zu müssen. Wir schalten auf Autopilot und machen viele Dinge, ohne sie zu hinterfragen. Wir greifen beispielsweise unbewusst zur Tafel Schokolade, um uns selbst zu belohnen, doch eigentlich stopfen wir damit nur emotionale Löcher, die durch ein Kindheitstrauma entstanden sind.

In unserer Gesellschaft leben viele Menschen mit ihren Trauma-Folgen, ohne sich dessen bewusst zu sein. Sie sind häufig angespannt und übertragen ihre Anspannung auf ihre Mitmenschen. Es finden hitzige Diskussionen statt, und nicht selten wird aus einer Mücke ein Elefant. Nur wenige Menschen wissen, dass ein Trauma die Ursache für diese Reaktionen sein kann. Denn diese Zustände sind meist auf ein dysreguliertes Nervensystem zurückzuführen, das ständig in Alarmbereitschaft ist. Eine Dysregulation kannst du dir wie eine Dysbalance vorstellen, also etwas, das aus der Balance geraten ist. Mit einem dysregulierten Nervensystem fühlen sich Menschen ständig bedroht, weil ihr Nervensystem den ganzen Tag lang nach Gefahren Ausschau hält, um sie zu schützen. Der unbewusste Umgang mit diesem Schutzmechanismus führt aber zu vielen Problemen im Alltag: cholerische Ausbrüche, ungebändigte Aggressionen und verbale Attacken können die Folge sein. Diese Menschen nehmen alles persönlich und fühlen sich schnell gekränkt. Probleme zu lösen, ist in diesen Momenten nicht möglich, denn diese Menschen reagieren »einfach nur«. Zwischen Reiz und Reaktion gibt es keine Pause. Wir haben als Gesellschaft verlernt, einen Augenblick innezuhalten, bevor wir auf unser Umfeld reagieren. Keiner bringt uns im Kindergarten oder in der Schule bei, wie wir Überreaktionen in Form eines dysregulierten Nervensystems begegnen sollen. Wir übernehmen die Reaktionen auf äußere Reize von unseren Eltern, ohne sie zu hinterfragen. Dieser Kreislauf bleibt so lange erhalten, bis er von einer Person durchbrochen wird (»Cycle Breaker«, siehe Seite 26).

Der Zustand unserer Gesellschaft als soziales Gefüge, indem wir täglich interagieren, ist ein Abbild unserer eigenen inneren Krisen und wird somit zum öffentlichen Schauplatz unserer Konflikte. Entweder resignieren wir und sind erschöpft, oder wir gehen in die Aggression, die in Kämpfen enden kann. Um diese Krisen im Außen zu beenden, müssen wir jedoch zuerst die Krise im Inneren auflösen. Somit sollten sich hochsensible Menschen die folgende Frage stellen: Wie reagiere ich auf meine Außenwelt?

Modelle wie das Stresstoleranzfenster (siehe Abbildung Seite 71) von Daniel J. Siegel können dabei helfen zu verstehen, wie unser Nervensystem reagiert und ob wir in der Lage sind, uns selbst zu regulieren, wenn wir unter Stress geraten. Bei nicht traumatisierten Menschen schwingt das Nervensystem den ganzen Tag lang im mittleren Bereich (Entspannung und Sicherheit), wohingegen sich traumatisierte Menschen oft in dem Bereich über- oder unterhalb des mittleren Bereichs befinden (Stress und Ohnmacht). Und genau an diesem Punkt wird es schwierig für traumatisierte Menschen. Denn ihnen fehlt die Selbstregulationsfähigkeit, um im mittleren Bereich zu bleiben. Sie rutschen also stets in den oberen oder unteren Bereich ab, insbesondere dann, wenn sie sich entspannen sollen. Und so führt dies bei vielen Menschen dazu, dass Entspannung, zum Beispiel in Form einer Meditation, zu einer lebensbedrohlichen Situation wird, die sogar zur emotionalen Taubheit und Starre führen kann. Übrigens ist das auch der Grund, warum Menschen von der Arbeit nach Hause kommen und stundenlang vor dem Fernseher oder Handy verharren. Wir haben völlig verlernt, was echte Entspannung ist, wie wir in diesen Zustand finden und vor allem, wie wir ihn halten und ausdehnen können. Stattdessen leben wir ständig im »roten« Bereich zwischen einer Überaktivierung (»Hamsterrad«) oder einer Unteraktivierung, wo einfach gar nichts mehr geht (»Burn-out-Syndrom«).

»HÖRE AUF DIE **SIGNALE** DEINES KÖRPERS UND BEGINNE, IN DIE **VERBINDUNG** MIT DEINEM KÖRPER ZU TRETEN!«

Wenn du dich für neue Heilungswege öffnest und beginnst, Trauma körperlich zu verarbeiten, wird es nicht nur passieren, dass du die Zeichen deines Körpers wieder stärker wahrnimmst, sondern auch, dass du von alten Gewohnheiten ablässt. Je mehr du dich mit deinem Körper wieder verbindest, desto mehr lernst du, den Impulsen deines Körpers wieder zu vertrauen. Denn das eigentliche Problem ist, dass wir verlernt haben, körperliche Empfindungen wahrzunehmen und zu deuten. Unser Körper versucht ständig mit uns zu kommunizieren, um uns darauf aufmerksam zu machen, dass etwas nicht in Ordnung ist. Daher: Höre auf die Signale deines Körpers und beginne, wieder in die Verbindung mit deinen Körper zu treten!

ÜBUNG: BEHUTSAMEN KONTAKT ZUR INNENWELT AUFBAUEN

Die folgende Übung kannst du immer und überall problemlos in deinen Alltag integrieren. Sie hilft dir dabei, einen Kontakt zu deiner Innenwelt aufzubauen. Indem du deine Augen mit den Händen verdeckst, nimmst du automatisch Abstand von der Außenwelt und kannst dich besser auf deine innere Welt konzentrieren.

Sorge dafür, dass du an einem ruhigen Ort bist, wo du ungestört die Übung praktizieren kannst. Du hast die Wahl, ob du die Übung im Liegen, Sitzen oder Stehen ausführen möchtest. Sie dauert nicht lange beziehungsweise so lange, wie sie dir guttut.

Lege deine Handflächen zusammen und reibe sie ein paar Mal schnell aneinander, um Wärme zu erzeugen. Verdecke mit den Handinnenflächen deine Augen. Nimm deine warmen Hände auf den Augen wahr und beobachte deinen Atem. Was verändert sich, wenn du nichts mehr siehst? Beobachte deine Körperempfindungen, solange es für dich angenehm ist. Senke anschließend die Hände wieder und öffne behutsam deine Augen. Lass den Blick durch den Raum schweifen und nimm den Unterschied wahr.

HOCH-SENSIBILITÄT

ALS SCHATTENTHEMA BEGREIFEN

»ACHTE IMMER DARAUF: WOMIT GEHST DU IN **RESONANZ**? WAS FÜHLT SICH FÜR DICH STIMMIG AN?«

WORAN ERKENNE ICH, OB ICH HOCHSENSIBEL BIN?

Wie wir nun erfahren haben, bringt die Hochsensibilität nicht nur positive Eigenschaften mit sich, sondern auch Schattenthemen wie Reizüberflutung und den Umgang mit starken Emotionen, die durch das Unterdrücken der Gefühle eine Beeinträchtigung der Lebensqualität eines jeden Individuums darstellen können. Nicht grundlos sprechen feinfühlige Menschen von »Fluch und Segen« zugleich, wenn sie über ihre Hochsensibilität sprechen. In diesem Kapitel möchte ich dir die wichtigsten Merkmale der Hochsensibilität mit an die Hand geben. Mit diesen Informationen kannst du selbstständig herausfinden, ob du mit diesem Thema in Resonanz gehst. Auch wenn die Hochsensibilität ein Geschenk sein kann, so stellt sie dich doch vor Herausforderungen. Indem wir die Hochsensibilität als Schattenthema betrachten, öffnen wir uns für eine tiefere Selbstreflexion und die Möglichkeit der Transformation.

Viele Menschen mit Hochsensibilität denken immer noch, dass sie schwach sind. Das liegt sicherlich daran, dass sie sich nicht genügend mit dem Thema auseinandersetzen oder aber in einem Umfeld aufgewachsen sind, das mit dem Begriff Hochsensibilität nichts anfangen konnte. Falls auch du zu diesen Menschen gehörst, hast du sicherlich folgende Sätze schon mal gehört:

- »Du bist zu sensibel.«
- »Das bildest du dir alles nur ein.«
- »Warum beschäftigt dich das?«
- »Kannst du nicht einfach damit abschließen?«
- »Jetzt übertreib doch nicht schon wieder!«
- »Stell dich nicht so an.«

Bitte sei dir bewusst, falls du diese Sätze schon gehört hast, dass du es mit Menschen zu tun hattest, die weder mit deiner Feinfühligkeit umgehen konnten noch die richtigen Ansprechpartner*innen für deine alltäglichen Herausforderungen als hochsensibler Mensch waren. Daher mein kleiner Reminder für dich:

»Achte immer darauf: Womit gehst du in Resonanz? Was fühlt sich für dich stimmig an?«

In den Forschungen von Elaine und Arthur Aron tauchte erstmals der Begriff »Highly Sensitive Person« in dem gleichnamigen Buch von Elaine auf, der daraufhin mit dem Begriff der Hochsensibilität übersetzt wurde und seitdem im deutschsprachigen Raum genutzt wird. Als Merkmal für eine »Highly Sensitive Person« nennen sie eine Sensibilität gegenüber internen und externen Reizen. Somit erkannten Elaine und Aron, dass hochsensible Menschen nicht nur sensibel auf ihre »Umwelt« reagieren, sondern auch auf »interne«, also innere Reize wie beispielsweise Gefühle. Diese Tatsache lässt erahnen, dass das Thema Trauma hier eine wichtige Rolle spielt. Denn ein Trauma ist immer verbunden mit überwältigenden Gefühlen. Gehen wir also davon aus, dass hochsensible Menschen verstärkt auf Gefühle reagieren, dann ist es selbsterklärend, dass sie anfälliger für Traumatisierungen sind.

So beschreiben J. R. Homberg et al. in ihren Forschungen vier Eigenschaften von Hochsensibilität:

1. Höheres Bewusstsein von umweltbezogenen Feinheiten

2. Tiefere Verarbeitung von sensorischen Informationen

3. Stärkere emotionale Reaktivität

4. Erhöhte Anfälligkeit für Überstimulation

In diesem Kapitel möchte ich die Anzeichen von Hochsensibilität jedoch nicht wissenschaftlich erklären, sondern vor allem aus Sicht der Betroffenen Indikatoren nennen, mit denen hochsensible Menschen im Alltag konfrontiert sind. Denn das macht die Hochsensibilität viel besser greifbar. Es gibt hierzu unterschiedliche Blickwinkel und sicherlich noch mehr Anzeichen, die für die Hochsensibilität sprechen, aber ich möchte hier vor allem meine eigene Erfahrung und die meiner Kund*innen mit einfließen lassen:

- Hochsensible Menschen sind Sinnsucher*innen, die sich nicht mit Oberflächlichkeiten zufriedengeben. Sie sind oft tiefgründige Menschen und beschäftigen sich mit dem Sinn des Lebens, weshalb ihnen Small Talk schwerfällt. Oft wünschen sie sich nichts sehnlicher, als endlich im Leben anzukommen. Mich wundert es also nicht, dass viele hochsensible Menschen sich für spirituelle Themen, vor allem für Astrologie interessieren.

- Oft eng verbunden mit dem Gefühl der Hochsensibilität ist das Gefühl der Andersartigkeit. Hochsensible Menschen können sich oft nicht mit dem Rest der Gesellschaft identifizieren und fühlen sich daher nicht zugehörig. Genau deswegen sind sie auch erschöpft, denn sie versuchen ständig, sich in einem System zurechtzufinden, in das sie nicht hineinpassen. Sie fühlen sich als einsamer Wolf oder einsame Wölfin, wenn sie keine Gleichgesinnten finden.

- Hochsensible Menschen sind wie ein Schwamm, der die Energien und Gefühle aus ihrem Umfeld aufsaugt. Das können die Energien eines Ortes, aber auch die Energien und Gefühle anderer Menschen sein. Feinfühlige Menschen verfluchen daher oft ihre Hochsensibilität, weil sie sich immer erschöpft fühlen. Der Grund hierfür ist aber nicht die Hochsensibilität, sondern die eigene Unfähigkeit, sich gut gegenüber der Umwelt abzugrenzen und seine eigene Energie zu schützen. Ohne eine gesunde Abgrenzungsfähigkeit kann die Absorption von fremden Energien dazu führen, dass sie sich ausgelaugt und ausgebrannt fühlen. Dieses Absorbieren hat auch mich jahrelang belastet. Auf Konzerten, in der Diskothek oder in großen Städten wurde ich oft zum Schwamm für fremde Energien. Eine Zeit lang dachte ich, dass ich dieses Problem nur lösen kann, wenn ich solche Menschenmassen langfristig meide. Tatsächlich können wir uns aber nicht allen Situationen entziehen, sondern sollten lernen, wie wir mit unserer Hochsensibilität am besten umgehen. Deswegen möchte ich dir in diesem Buch auch einige Impulse mitgeben, die dich dabei unterstützen.

- Aufgrund ihrer erhöhten Wahrnehmungsfähigkeit fühlen hochsensible Menschen mehr als andere Menschen. Deswegen interessieren sie sich auch für das, was mit bloßem Auge nicht sichtbar ist. Da sie die feinstoffliche Ebene verstärkt wahrnehmen, zeigen sie ein großes Interesse an Themen wie Quantenheilung, Reiki, Osteopathie oder anderen Formen der Energiearbeit. Dahingehend fühlen sich einige Menschen auch besonders mit der geistigen Welt und mit verstorbenen Menschen oder Tieren verbunden. Sie besitzen die Fähigkeit zu »channeln«, also Botschaften aus der geistigen Welt zu empfangen, und diese zu übersetzen. Oder sie arbeiten »medial«, indem sie sich telepathisch mit Tieren verständigen oder mit Verstorbenen kommunizieren. Oft haben sie diese Fähigkeiten schon seit Kindesbeinen an, wissen jedoch nicht, diese auszuleben.

- Hochsensible Menschen haben einen guten Draht zu Tieren und teilen die Liebe zur Natur. Der Grund dafür ist, dass sowohl Tiere als auch die Natur energetisch hochschwingend sind und sie sich damit sehr gut identifizieren können. Sie verspüren häufig den Drang, sich immer wieder mit dieser wohltuenden Energie zu verbinden.

- Hochsensible Menschen haben meist einen anderen Rhythmus als andere und brauchen mehr Pausen. Nicht nur zu wenig Pausen, sondern auch Außenreize können eine Herausforderung für hochsensible Menschen sein. So kann die Geräuschkulisse in einem Großraumbüro oder die Baustelle vor dem Büro zur Zerreißprobe werden, wenn man sensibel auf Lärm reagiert. Auch starre Arbeitszeiten können dazu führen, dass sich hochsensible Menschen eingeengt fühlen, weil diese Zeiten nicht ihrem natürlichen Rhythmus entsprechen. An dieser Stelle möchte ich dir gerne die Lehre des »Human Designs« empfehlen. Human Design beschäftigt sich mit der Lehre der Aura und erklärt – grob gesagt – wie deine Energie funktioniert. Sich dahingehend zu informieren, kann das Leben von Hochsensiblen erleichtern.

- Einigen hochsensiblen Menschen fällt es auch schwer, gewaltvolle Inhalte zu sehen, zu hören oder zu lesen oder diese zu verarbeiten.

- Hochsensible Menschen merken sehr schnell, wenn andere Menschen sie belügen. Deswegen ist ihnen Wahrheit auch besonders wichtig. Dieser siebte Sinn wird uns meist in der Kindheit abtrainiert, denn wenn wir nicht mit der Intuition verbunden sind, sind wir leichter manipulierbar, hinterfragen weniger und passen uns dem Rest der Gesellschaft besser an. Hochsensible Menschen spüren die Wahrheit, weil sie die Frequenz hinter den Worten spüren. Sie merken, ob Worte und Taten zusammenpassen. Man könnte an dieser Stelle auch von der Intuition sprechen, die ihnen dabei hilft, die Wahrheit von der Lüge zu unterscheiden.

- Kreativität ist ein weiteres Merkmal der Hochsensibilität. Viele hochsensible Menschen sind Musiker*innen oder Künstler*innen. Und damit verbinde ich persönlich auch den Aspekt der Innovation. Sei dir als hochsensibler Mensch bewusst, dass du in vielen Dingen ein Wegbereiter oder eine Wegbereiterin bist. Viele innovative Ideen werden durch Pionier*innen geboren. Allerdings leben viele hochsensible Menschen ihre Stärken nicht aus, denn sie unterscheiden sich vom Mainstream. Sie fühlen sich von Menschen ausgebremst, die sie nicht verstehen können. Lass dich daher bitte nicht entmutigen, bezüglich deiner Visionen und Ziele!

- Als feinfühliger Menschen klinken wir uns gerne an belebten Orten aus, weil uns alles zu viel ist. Das »Ausklinken« schützt uns davor, nicht überwältigt zu werden.

- Außerdem haben hochsensible Menschen den Drang, anderen Menschen zu helfen. Sie sind sehr sozial eingestellt – auch, wenn sie oft einen Rückzug brauchen und gerne allein sind. Die soziale Arbeit ist für viele feinfühlige Menschen sinnstiftend und erfüllend. Nicht zuletzt deswegen werden viele hochsensible Menschen Coach*in, Heiler*in oder Therapeut*in.

- Routinen und gewisse Abläufe helfen uns als hochsensible Personen, Sicherheit im Alltag zu empfinden. Deswegen kann das Abweichen von Routinen bei vielen Menschen Ängste auslösen. Das Nervensystem hochsensibler Menschen ist viel empfänglicher als das anderer. Es reichen geringe Impulse aus, um unser Nervensystem in einen Zustand der Dysregulation (siehe Seite 49) zu versetzen. Die ständige Alarmbereitschaft sorgt für dauerhafte innere Unruhe und lässt sie schlecht abschalten.

- Hochsensible Menschen sind sehr empathisch und besonders gute Zuhörer*innen. Dementsprechend kommen sogar fremde Menschen auf sie zu und schütten ihr Herz aus. Hier sind gesunde Grenzen besonders wichtig, um sich nicht zu verausgaben. Denn viele hochsensible Menschen plagt oft das schlechte Gewissen, wenn sie gesunde Grenzen setzen und »Nein« sagen. Sei dir bitte bewusst: Es ist nicht deine Aufgabe, unbezahlte*r Therapeut*in zu spielen. Erst recht nicht, wenn du selbst gerade nicht genügend Kapazität hast, weil du beispielsweise einen anstrengenden Tag hattest.

- Als feinfühliger, empathischer Mensch, der sich gut in andere Menschen hineinversetzen kann, besteht ein gewisser Magnetismus gegenüber »toxischen Menschen«. Darunter verstehe ich Menschen, die deine Grenzen nicht wahren, dich nicht respektieren, dich emotional missbrauchen, psychische oder physische Gewalt ausüben, dich manipulieren, sich nicht selbst reflektieren oder ihr schädliches Verhalten verändern können oder wollen. Wie sagt man so schön: Gegensätze ziehen sich an. Denn gerade Narzisst*innen nutzen die Gutmütigkeit von hochsensiblen Personen gerne aus, um sie zu ihren Vorteilen zu nutzen.

Woran kannst du nun also erkennen, dass du hochsensibel bist? Überprüfe an dieser Stelle einmal selbst, womit du in Resonanz gehst. Das Allerwichtigste ist, dass du dich nicht in eine Schublade stecken lässt, sondern für dich fühlst, was mit dir resoniert. Ich möchte dich dazu ermutigen, dass du mit deiner Intuition in Verbindung gehst und lernst, dir selbst wieder zu vertrauen. Nur so kannst du zu deiner inneren Wahrheit finden und die Angst von der Intuition unterscheiden. Nachfolgend habe ich dir dazu eine kleine Checkliste erstellt. Je mehr Punkte auf dich zutreffen, desto eher neigst du dazu, ein hochsensibler Mensch zu sein. Bedenke aber bitte, dass viele dieser Punkte auch zugleich mit einer Traumatisierung zusammenhängen können. Doch dazu mehr im Kapitel »Seelische Wunden als Schattenthema« (siehe Seite 63).

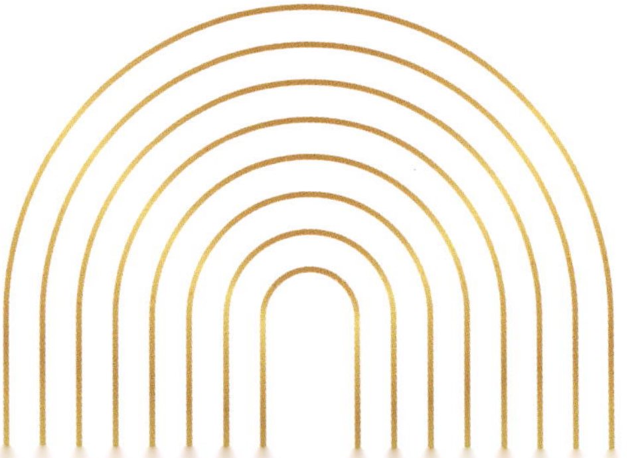

CHECKLISTE: BIN ICH HOCHSENSIBEL?

- Du bist ein tiefsinniger Mensch und magst keine Oberflächlichkeit.
- Dir fällt Small Talk schwer.
- Du bist ein*e Sinnsucher*in.
- Du interessierst dich für spirituelle Themen wie Astrologie.
- Du beschäftigst dich mit Persönlichkeitsentwicklung.
- Du hast das Gefühl, dass du endlich ankommen willst im Leben.
- Du fühlst dich oft anders als andere Menschen.
- Du bist oft erschöpft.
- Du fühlst dich nicht richtig zugehörig und kannst dich mit vielen Dingen nicht identifizieren.
- Du fühlst dich manchmal einsam.
- Du bist auf der Suche nach Gleichgesinnten.
- Du bist anfällig für fremde Energien und saugst diese wie ein Schwamm auf.
- Du bist energiefühlig und kannst die feinstoffliche Ebene wahrnehmen.
- Du hast Probleme damit, »Nein« zu sagen und Grenzen zu setzen.
- Du fühlst dich zur Natur hingezogen.
- Du liebst Tiere.
- Du brauchst oft Pausen oder einen Rückzug.
- Du reagierst sensibel auf Lärm, Gerüche und/oder Licht.
- Du meidest Menschenansammlungen.
- Du hast eine gute Intuition.
- Du bist ein*e gute*r Zuhörer*in.
- Du fühlst die Wahrheit.
- Du kannst negative, gewaltvolle Nachrichten im Fernsehen oder in den sozialen Medien weder hören noch sehen, noch lesen.
- Du bist kreativ.
- Du liebst Musik und/oder Kunst.
- Du hast Visionen und Ziele.
- Du möchtest anderen Menschen gerne helfen.
- Du bist schnell überreizt.
- Du gerätst oft an toxische Menschen.
- Du hast ein komplexes Innenleben.
- Du bist sehr empathisch.
- Du lebst am liebsten nach deinem eigenen Rhythmus.
- Routinen geben dir das Gefühl von Sicherheit.
- Du wirkst auf andere introvertiert.
- Du brauchst länger, um Dinge zu verarbeiten.

WIE ES SICH ANFÜHLT, EIN ENERGETISCHER SCHWAMM ZU SEIN

Im Abschnitt zuvor habe ich erwähnt, dass hochsensible Menschen wie ein Schwamm sind. Doch was bedeutet das eigentlich konkret? Als energetischer Schwamm nimmst du unbewusst die Emotionen von anderen Menschen wahr und hast ein Problem damit, diese Emotionen von deinen eigenen zu trennen. So entsteht oft ein Gefühlswirrwarr, und es kann sogar passieren, dass du die Gefühle, die andere Menschen unterdrücken, selbst spürst und ausdrückst und somit die Tränen von anderen Personen vergießt. Das bedeutet, dass du emotionale Arbeit für andere Menschen leistest, was jedoch nicht deine Aufgabe ist. Die Intensität dieser Gefühle entfacht jedoch in dir die Dringlichkeit, das Problem emotional zu lösen, sodass du dich verantwortlich für die Emotionen von anderen Personen fühlst. Ebenso kann es sein, dass Menschen dich als energetischen Prellbock benutzen, um mit ihren eigenen Gefühlen klarzukommen. Sie nutzen dich, um ihre eigenen Themen bei dir abzugeben, weil sie sich selbst damit nicht auseinandersetzen wollen. Ein energetischer Schwamm zu sein, bringt also viele Nachteile mit sich, deswegen musst du besonders achtsam sein. Hinterfrage unbedingt, welche Menschen deine Hochsensibilität ausnutzen und setzte gleichzeitig gesunde Grenzen, damit du nicht ausbrennst.

VOR EINEM HOCHSENSIBLEN MENSCHEN KANNST DU NICHTS VERSTECKEN

Du bist nun sicherlich erst einmal damit beschäftigt, die bisherigen Informationen zum Thema »Bin ich hochsensibel?« zu verarbeiten. Dennoch möchte ich die Vorzüge der Hochsensibilität zum Abschluss dieses Kapitels für dich hervorheben. Denn feinfühlige Menschen sind Meister darin, Dinge zu sehen, die andere nicht sehen können. Vor dir kann man Folgendes nicht verstecken …

- … wie man sich wirklich fühlt
- … die eigene Intention
- … die Wahrheit
- … die Energie

Deine intensive Wahrnehmung führt dazu, dass du ein Frühwarnsystem in dir hast, das dich in der Regel auch von toxischen Menschen fernhalten sollte. Da du dich aber vermutlich lange als schwarzes Schaf gefühlt und mit dem sogenannten »Black-Sheep-Syndrom« gekämpft hast, hast du dein Frühwarnsystem ignoriert. Aber du bist kein schwarzes Schaf. Du bist ein Cycle Breaker! Du hast die Chance, aus dem alten System auszusteigen! Wie ich bereits auf Seite 26 erwähnt habe, ist ein Cycle Breaker jemand, der beschließt, ungesunde Familiendynamiken zu erkennen und zu durchbrechen. Habe den Mut auszubrechen und dich zu befreien, indem du die Dinge anders machst als der Rest der Gesellschaft.

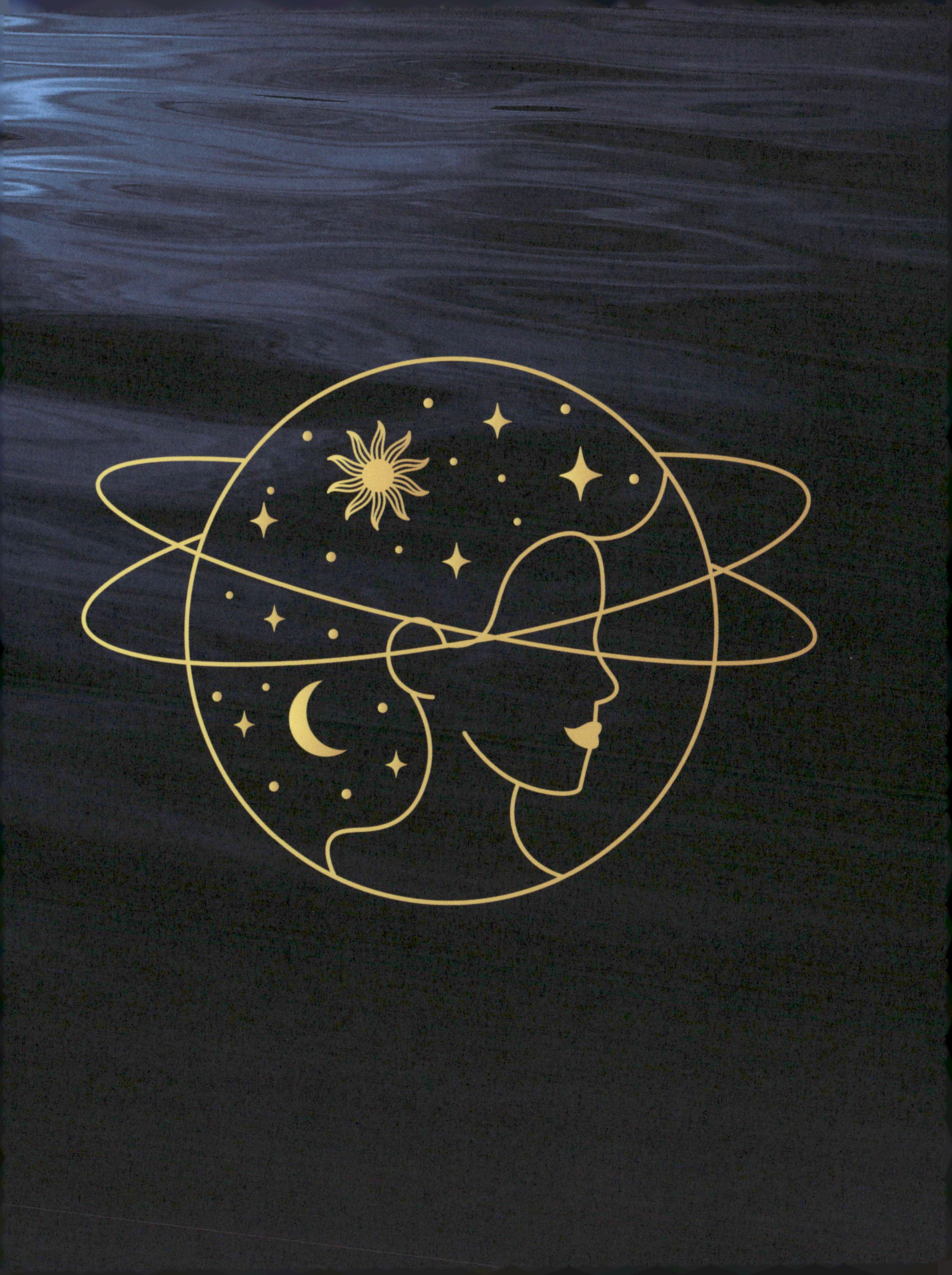

SEELISCHE WUNDEN
ALS SCHATTENTHEMA

» TRAUMA IST NICHT DAS **EREIGNIS**, WAS DIR PASSIERT, SONDERN DIE **REAKTION** AUF DAS EREIGNIS, DIE IN DEINEM INNEREN STATTFINDET «

WIE ENTSTEHT TRAUMA?

Im vorherigen Kapitel durftest du erfahren, ob du hochsensibel bist. Jetzt widmen wir uns dem Thema »Trauma«. In einer Welt, die oft von Oberflächlichkeiten geprägt ist, neigen wir dazu, die negativen Seiten des Lebens zu verdrängen und zu ignorieren. Wie ein Schatten, der dich immer begleitet, können Traumatisierungen deinen Alltag unbewusst beeinflussen. In diesem Kapitel möchte ich dich dabei unterstützen, Trauma und seine Auswirkungen zu verstehen. Dabei liegt der Fokus auf der Art von Trauma, welches von Menschen verursacht wird, dem »man-made«-Trauma.

Um festzustellen, ob du traumatisiert bist, ist es erst einmal wichtig, dass du verstehst, was ein Trauma ist und wie es zu einer Traumatisierung kommen kann. In diesem Buch geht es vor allem um das Psychotrauma, das sich mit »seelischen« Wunden beschäftigt. Die deutschsprachige Gesellschaft für Psychotraumatologie definiert Trauma folgendermaßen: »Der Begriff Trauma (griechisch: Wunde) lässt sich bildhaft als eine seelische Verletzung verstehen, zu der es bei einer Überforderung der psychischen Schutzmechanismen durch ein traumatisierendes Erlebnis kommen kann.«

Traumatische Ereignisse allein führen dabei noch nicht zwangsläufig zu einem Trauma. Eine Traumatisierung tritt erst auf, wenn unser Nervensystem eine »dauerhafte« Bedrohung wahrnimmt und wir nicht in der Lage sind, unser Nervensystem wieder in den Normalzustand, also einen Zustand der Sicherheit, zu regulieren (siehe Seite 71, Stresstoleranzfenster) und das Geschehene zu verarbeiten. Das Resultat dieser »Überforderung« ist, dass unverarbeitete Emotionen oder Energien im Körpersystem stecken bleiben. Folglich handelt es sich beim Trauma weniger um das »Ereignis« an sich, sondern vielmehr um eine »Reaktion« auf ein Ereignis, und diese Reaktion ist bei jeder Person individuell.

»Trauma ist nicht das Ereignis, das dir passiert, sondern die Reaktion auf das Ereignis, die in deinem Inneren stattfindet.«

Die mangelnde Verarbeitung findet ihren Ausdruck im Nervensystem. Nur ein regulierter Zustand signalisiert dem Nervensystem Sicherheit. Das ist der Bereich, in dem wir uns wohlfühlen, wir uns entspannen und durchatmen können. Im Grunde genommen unterscheidet unser Nervensystem nur zwischen zwei Zuständen: Sicherheit und Bedrohung. Aber wie erkennst du nun, ob du traumatisiert bist?

Es gibt vier Merkmale, die ein Trauma kennzeichnen:

- Plötzlichkeit
- Heftigkeit
- Ausweglosigkeit/Ohnmacht
- Dauer

Ein Beispiel: Menschen, die unter narzisstischen Eltern aufgewachsen sind und über Jahre hinweg emotional missbraucht wurden, haben tagtäglich Traumatisierung erfahren. Als kleines Kind konnten sie der Situation nicht entfliehen und erfuhren dadurch den Zustand des Ausgeliefertseins (Ohnmacht). Je länger dieser Zustand anhält, desto gravierender sind die Auswirkungen auf das Nervensystem, da es dauerhaft unter Stress steht.

Da ein Trauma sich in unserem Inneren abspielt, ist es oft nicht von außen erkennbar. Dennoch ist es eine treibende und starke Kraft in unserem Leben. Wenn du dich also nicht mit deinen seelischen Wunden auseinandersetzt, dann werden dein Verhalten sowie viele andere Dinge in deinem Leben von Trauma (fremd-)gesteuert – und das fühlt sich dann an wie ein Leben auf Autopilot.

Stell dir vor, du erlebst etwas, aber du befindest dich gerade in einer sehr stressigen Lebensphase. Aufgrund dieser stressigen Phase hat dein Energiesystem keine Kapazität, das Erlebte zu verarbeiten. Diese unverarbeitete Energie steckt jetzt im System und ist sozusagen festgefroren. Erst wenn du dich sicher fühlst und dem Erlebten Raum gibst, es zu verarbeiten, kannst du diese Energie abbauen. Das geht zum Beispiel durch traumasensibles Coaching, Körperarbeit, Traumatherapie oder durch eine sichere Person, die dich dabei unterstützt, das Erlebte zu verdauen. Wenn wir die Traumatisierungen, die wir im Laufe unseres Lebens erleiden, nie verdauen, reagieren wir immer aus der Vergangenheit heraus. Du kannst dir das etwa wie einen riesigen Aktenschrank vorstellen. Immer, wenn sich dein Körper an etwas erinnert, zum Beispiel durch einen Geruch, eine Person, ein Lied oder einen Geschmack, wird eine alte, verstaubte passende Akte herausgekramt und ist wieder so präsent wie früher. Das Erlebte aus der Vergangenheit wird somit zurück in die Gegenwart geholt und fühlt sich wieder real an.

Da viele hochsensible Menschen auch gleichzeitig sehr energiefühlig sind, möchte ich dir gerne im nächsten Abschnitt die energetische Sichtweise auf Trauma vorstellen. Ich denke, dass das gerade den feinfühligen Menschen helfen kann, die Trauma-Energie besser zu verstehen. Wenn du dich mit deinem Körper bereits gut verbunden fühlst, hast du vielleicht schon beobachten können, wie sich Trauma-Energie auf dein körperliches Empfinden auswirkt.

DIE ENTSTEHUNG VON TRAUMA-ENERGIE

Zusammengefasst entsteht Trauma-Energie im Körper folgendermaßen:

1. Du erlebst etwas.
2. Dein System hat keine Kapazität, das Erlebte zu verarbeiten und du fühlst dich überfordert.
3. Du trägst das Erlebte, was nicht »verdaut« werden konnte, in deinem System als »unverarbeitete Energie« mit dir rum.
4. Dein Körper reagiert mit Symptomen. Ein Trauma entsteht.

TRAUMATISCHE FREQUENZEN

Ich beschreibe Emotionen gerne als Frequenzen. Denn Emotionen sind nach dem Modell »Skala des Bewusstseins« von David R. Hawkins eine Form von Energie, die in Bewegung ist. Unter einer Trauma-Frequenz kannst du all die Gefühle fassen, die dir unangenehm sind. Die Palette reicht von Wut, Schuld oder Scham bis hin zu Angst und Trauer. Oft gehen mit diesen Emotionen körperliche Empfindungen einher. Dann sprechen wir davon, dass uns etwas »an die Nieren geht« oder dass sich etwas wie »ein Schlag in unsere Magengrube« anfühlt. Meist fließen hier mehrere unverarbeitete Emotionen zusammen, weshalb ich auch gerne von einem »energetischen Remix« spreche. Dieser Remix von unverdauten und besonders intensiven Frequenzen sorgt nicht nur für Verwirrung in deinem Körpersystem, sondern führt auch zu einer emotionalen Überlastung. Das bedeutet, dass dein System überflutet wird. Alles, was an Emotionen nicht verdaut werden kann, wird dann aufgeteilt in kleine »Energiehäppchen«, die irgendwo im Körper abgespeichert werden. Wenn dein Körper nicht über die nötigen Kapazitäten verfügt, diese Energiehäppchen wieder ins Fließen zu bringen, entsteht ein Gefühl von Stagnation. Ein wesentlicher Bestandteil des Trauma-Heilungsprozesses besteht also darin, alte Traumata zu lösen. Das Wort »Heilung« bedeutet in dem Fall, dass du deinen Fokus wieder in den gegenwärtigen Moment bringst und dem Körper beibringst, einen sicheren Anker in sich selbst zu finden. Im neurobiologischen Kontext wird dies als »neurobiologische Sicherheit« bezeichnet, die im Körper stattfindet.

Um den Fokus von der Außenwelt wieder auf die Innenwelt zu lenken, musst du dich nicht an das traumatische Ereignis zurückerinnern, sondern einfach deinen Körper in Bewegung bringen. Spezielle Methoden sind beispielsweise »Trauma Release Exercises«, »Traumasensibles Yoga«, »Qigong«, »Somatic Experiencing«, »Rolfing« und vieles mehr (siehe Seite 186). Diese körperorientierten Ansätze haben sich in den letzten Jahren als sehr sinnvoll erwiesen, um Trauma abzubauen.

ÜBUNG: DAS NERVENSYSTEM REGULIEREN

Das Erforschen des Raums, indem wir uns befinden, ist eine wichtige Übung, um dem Nervensystem zu signalisieren, dass du in Sicherheit bist. Das sorgt dafür, dass unser Nervensystem sich entspannen kann und nicht dauernd Ausschau nach Gefahren hält.

Dreh deinen Kopf nach rechts und lass deinen Blick durch den Raum schweifen. Komm dann langsam wieder zur Mitte zurück und dreh den Kopf nach links. Nimm auch hier den Raum wahr. Komm mit dem Kopf erneut in die Mitte zurück und schaue abschließend noch einmal nach unten auf den Boden und nach oben an die Decke. Was hat sich in dir verändert durch diese Übung?

ANMERKUNG: Wenn du zum ersten Mal so eine Übung durchführst, kann sich das zunächst unangenehm für dich anfühlen. Das ist normal, denn du bringst deinem Nervensystem etwas Neues bei. Je öfter du diese Übung machst, desto mehr wirst du die positiven Effekte spüren können. In der Regel solltest du dich nach der Übung entspannter und sicherer fühlen.

WIE ZEIGT SICH EINE SEELISCHE WUNDE IM ALLTAG?

Ein Trauma ist so facettenreich wie der Mensch selbst. Seelische Wunden können von Person zu Person variieren und sind meist gar nicht so leicht zu erkennen. Letztendlich kann ein Trauma eine Vielzahl von Symptomen und Anzeichen hervorrufen, die ich dir hier gerne auflisten möchte.

Mögliche Anzeichen für Trauma:

- Schreckhaftigkeit
- Schlaflosigkeit
- Ohnmacht
- Depressionen
- Albträume
- Angst
- Konzentrationsschwierigkeiten
- Wutanfälle
- Flashbacks (Nachhallerinnerungen)
- Reizbarkeit
- Emotionale Taubheit
- Rückzug
- Schuldgefühle
- Resignation
- Wiederholungen bereits erlebter Situationen
- Das Eingehen toxischer Beziehungen

Ich habe dir hier die klassischen Trauma-Merkmale genannt. Da das Thema aber so komplex ist, möchte ich dir noch eine andere Perspektive mit auf den Weg geben. Denn Trauma kann sich im Alltag auch auf eine andere Art und Weise bemerkbar machen:

- Du hast lang anhaltende negative Gedanken.
- Du bist »überwachsam« und ständig in Alarmbereitschaft.
- Du malst dir immer wieder das Worst-Case-Szenario aus.
- Du landest immer wieder in ungesunden Beziehungen jeglicher Art und wirst oft ausgenutzt.
- Du tolerierst toxisches Verhalten sehr lange und opferst dich auf, weil du immer an das Gute im Menschen glaubst.
- Andere Menschen überschreiten oft deine persönlichen (insbesondere emotionalen) Grenzen.
- Du hast Schwierigkeiten, Grenzen zu setzen.
- Du passt dich immer wieder an, auch wenn du eigentlich anderer Meinung bist.
- Du vermeidest Konflikte und hast Probleme damit, Konflikte durchzustehen.
- Du hast Schwierigkeiten damit, abzuschalten und zur Ruhe zu kommen.

Wie du siehst, hat Trauma viele Gesichter. Deswegen ist es im Alltag manchmal nicht so leicht, diese zu erkennen. Es lohnt sich also, negative Muster, Gedanken und Verhaltensweisen zu hinterfragen und durch die Trauma-Brille zu betrachten, wenn du etwas verändern willst.

DER ZUSAMMENHANG VON TRAUMA UND DEM KÖRPER

Wie bereits erwähnt, geht es bei einem Trauma nicht um ein Ereignis an sich, sondern darum, wie du auf ein Ereignis reagierst. Der kanadische Arzt Gabor Maté beschreibt es so: »Trauma is not what happens to you, but what happens inside of you.« Dieses Zitat verdeutlicht noch einmal, dass der Körper eine große Rolle im Bereich der Trauma-Heilung spielt. Wie bereits zuvor erwähnt, führt ein Trauma dazu, dass Energie im System stecken bleibt und das, was an Erlebtem nicht verdaut werden kann, in Fragmenten im Körper abgelegt wird. Das Problematische daran ist, dass diese Trauma-Fragmente immer noch die Energie des traumatischen Ereignisses beinhalten. Da wir meist nicht selbst dazu in der Lage sind, diese Energien zu entladen, kann eine außenstehende Person wie ein*e Traumatherapeut*in oder ein*e Körpertherapeut*in hilfreich sein. Du kannst dir sicherlich vorstellen, dass es viel Kraft kostet, diese Energie-Fragmente im Körper ständig mit sich zu tragen. Und dadurch, dass sie deinen Körper energetisch in Anspruch nehmen, hast du logischerweise auch weniger Energie für die angenehmen Dinge im Leben. Ich stelle mir dabei immer einen inneren Jongleur vor, der damit beschäftigt ist, ständig alle Energie-Bälle in der Luft zu halten, damit bloß keiner zu Boden fällt. Er ist so sehr mit seiner Jonglage beschäftigt, dass er zum Beispiel den wunderschönen Sonnenuntergang nicht genießen kann. Und so geht es den meisten Menschen im Alltag. Ihr Körper ist nur noch ein Speicherort für ungelöste Trauma-Energie und es ist kein Platz mehr für Freude und Genuss vorhanden.

Ist dir schon mal aufgefallen, dass wir in der Gesellschaft darauf trainiert werden, ständig zu reagieren? Wir werden überflutet von Informationen und alles ist viel schnelllebiger geworden durch die neuen Technologien. Denke nur einmal daran, wie viele Nachrichten tagtäglich auf deinem Handy aufploppen. Das führt dazu, dass wir in ständiger Rufbereitschaft sind und das Gefühl haben, sofort auf alles und jeden reagieren zu müssen. Somit sind wir mit unserem Fokus andauernd in der Außenwelt und entfernen uns immer weiter von uns selbst, meist gefolgt von einem Gefühl der ständigen inneren Unruhe. Wir dürfen also im wahrsten Sinne des Wortes lernen, wie wir wieder »abschalten«. Eine Übung könnte zum Beispiel darin bestehen, dass du nicht sofort auf Nachrichten auf deinem Smartphone antwortest. So hast du die Möglichkeit, dich vor deiner Reaktion erst mit dir selbst zu verbinden. Das hat zum Vorteil, dass du bessere Entscheidungen triffst, da du dich zunächst selbst wahrnimmst und nicht sofort auf die andere Person reagierst – und damit vielleicht sogar verhinderst, nicht mit deinen feinen Antennen bei den Bedürfnissen der anderen Person zu landen, sondern bei deinen eigenen zu bleiben. Du wirst schnell merken, wie du beginnst, anders auf deine Außenwelt zu reagieren.

Diese Übung hilft dir übrigens auch dann, wenn eine andere Person versucht, dich »auf die Palme zu bringen«, indem sie deine emotionalen Trigger betätigt. Als »Trigger« (Auslöser) wird dabei ein Reiz bezeichnet, der eine emotionale Reaktion hervorrufen kann. Durch die Reaktion auf einen Trigger möchte dein Körper dich auf ein unverarbeitetes Trauma aufmerksam machen. Dadurch, dass wir die starke Energie eines ungelösten Traumas in uns tragen, kann sich das oft unangenehm anfühlen und wir neigen schnell dazu, in Situationen überzureagieren. Hier ist es besonders wichtig zu lernen, eine Pause zwischen dem Reiz und der Reaktion zu setzen. Besonders schwierig wird der Umgang mit Triggern jedoch dann, wenn eine sogenannte »Retraumatisierung« stattfindet. Denn dann werden alte traumatische Erinnerungen und Gefühle wieder erlebt. Eine Retraumatisierung kann die Energieblockaden im Körper reaktivieren und verstärken. Ausgelöst werden kann dies durch sämtliche Dinge, die an das ursprüngliche Trauma erinnern. Meist ist sie folgenschwerer als ein »normaler «Trigger, weil sie zu sehr intensiven emotionalen und körperlichen Reaktionen führen kann. Bei »normalen« Triggern kannst du deinen Erregungszustand, wie zum Beispiel ein Pochen im Brustraum, noch ganz gut selbst regulieren, weniger jedoch bei Retraumatisierungen. Deswegen zählen Wiederholungen für mich persönlich zu einem der wichtigsten Trauma-Erkennungsmerkmalen.

SIGMUND FREUD UND DER WIEDERHOLUNGSZWANG

Der Psychoanalytiker Sigmund Freud (1856–1939) sprach bereits von der Relevanz von Wiederholungen und führte den Begriff des »Wiederholungszwangs« in seinem Werk »Jenseits des Lustprinzips« ein. Er beschrieb darin, dass die Menschen unbewusst traumatische Erfahrungen wiederholen, und zwar in Bezug auf ihr Verhalten, in ihren Beziehungen oder in ihren Träumen. Der unbewusste Zwang führt dazu, dass sich Menschen in ähnlichen Situationen wiederfinden, die ihnen nicht guttun.

DAS STRESSTOLERANZFENSTER – STRESS VERSTEHEN UND EINORDNEN

Ein Trauma schlägt sich immer im Nervensystem nieder. Wie wir bereits gelernt haben, gerät Energie bei einem Trauma ins Stocken. Normalerweise sollte Energie aber stets in Bewegung sein. In der Neurobiologie spricht man dann davon, dass eine Emotion so intensiv und überwältigend ist, dass sie nicht verarbeitet werden kann. Diese Nicht-Verarbeitung kann sich dann durch körperliche Symptome ausdrücken wie beispielsweise lang anhaltende Rückenschmerzen. Nahezu jeder Mensch trägt Trauma-Spuren in sich, kann diese jedoch oft nicht einordnen. Während meiner Ausbildung habe ich das Stresstoleranzfenster kennengelernt, was ich dir im Anschluss gerne in einer von mir vereinfachten Version vorstellen möchte.

Das Stresstoleranzfenster nach Dr. Daniel Siegel beschreibt unterschiedliche Niveaus der Erregung des Nervensystems. Im Grunde genommen geht es dabei um verschiedene Zustände, die dein Nervensystem annehmen kann. Es ist damit eine vereinfachte Darstellung des Nervensystems und kann dir helfen, dich selbst besser einzuschätzen. Es gibt in dieser Darstellung drei Bereiche, in denen wir uns befinden können. Der mittlere Bereich beschreibt dabei den optimalen Zustand. In diesem Bereich fühlst du dich sicher, wohl und entspannt. Ich bezeichne diesen optimalen Bereich auch gerne als den »grünen« Bereich. Ganz nach dem Motto: »Bei mir ist alles im grünen Bereich.« Wenn du dich in diesem mittleren Bereich befindest, kannst du Erlebnisse gut verarbeiten. Über diesem »grünen« Bereich gibt es dann aber auch den, so wie ich es nenne, »roten Bereich«. Im Stresstoleranzfenster bezeichnet man dieses Niveau als »Übererregung«. Wenn du dich in einem Zustand der Übererregung befindest, dann fühlst du dich eventuell panisch, ängstlich oder völlig überflutet. Das kann dazu führen, dass du in den Kampf- oder Fluchtmodus (»Fight or Flight«) wechselst. Der Kampf- oder Fluchtmodus ist eine mögliche Antwort auf ein Trauma (»Trauma Response«, siehe

Seite 73 ff.) und führt zu diversen Schutzstrategien, die deine Fähigkeit zur rationalen Entscheidungsfindung einschränken. Der dritte Bereich des Stresstoleranzfensters befindet sich unterhalb des optimalen Niveaus und wird als »Untererregung« bezeichnet. In diesem Erregungsniveau fühlst du dich taub, desinteressiert oder ohnmächtig. Das kann dazu führen, dass du im Erstarrungsmodus (»Freeze«) landest, der dich daran hindert, angemessen auf die aktuelle Situation zu reagieren. Auch diesen Bereich bezeichne ich als »roten« Bereich.

Du denkst jetzt sicherlich, dass du alles daransetzen musst, immer im mittleren Bereich zu bleiben. Das ist allerdings nicht das Ziel. Das Stresstoleranzfenster ist dynamisch und wir wechseln ständig zwischen dem »grünen« Bereich und den »roten« Bereichen hin und her.

Ein Beispiel: Mal angenommen, du lernst gerade etwas Neues und bist dabei ein kleines bisschen aufgeregt. Diese Aufregung würde sich, statt im mittleren, optimalen Bereich, im »roten« Erregungsniveau widerspiegeln. Da dieser aufgeregte Zustand aber nicht von Dauer ist, fällst du danach wieder in das optimale Niveau, sodass du deine Lernerfahrung bestens integrieren kannst.

Beginne von nun an bewusst wahrzunehmen, ob du dich im »roten« oder »grünen« Bereich befindest Sei dir dabei bewusst, dass du dich ständig zwischen den verschiedenen Zuständen hin- und herbewegst und den mittleren Bereich auch erweitern kannst. Die Kunst besteht nun darin, den optimalen Bereich zu erweitern und zu lernen, wie du schnell genug vom »roten« wieder in den »grünen« Bereich wechseln kannst.

DAS STRESSTOLERANZFENSTER NACH DR. DANIEL SIEGEL

ÜBERERREGUNG
Der Bereich, wo du dich gestresst fühlst, panisch wirst oder einfach überwältigt bist.

STRESSTOLERANZBEREICH
Der optimale Bereich, wo du dich ruhig und sicher fühlst.

UNTERERREGUNG
Der Bereich, wo du dich emotional taub, ohnmächtig oder machtlos fühlst und in die Starre verfällst.

MÖGLICHKEITEN ZUR ERWEITERUNG DES STRESSTOLERANZFENSTERS

Es gibt viele Möglichkeiten, dein individuelles Stresstoleranzfenster zu erweitern. In der Traumapsychologie fällt dabei immer wieder der Begriff des »Containments« (Eindämmung, Eingrenzung). Der Begriff Containment bedeutet, überwältigende Gefühle so bewältigen und begrenzen zu können, dass sie nicht als Trauma-Lawine über uns hinweg rollen. Eine Person, die gut »containen« kann, bewahrt intensive Gefühle und somit traumatische Frequenzen sicher in ihrer Innenwelt auf. Eine weitere effektive Methode ist die der Selbstregulation, auf die ich in einem anderen Kapitel (siehe Seite 86 und 105) noch genauer eingehen möchte. Es ist wichtig, die Fähigkeit zu containen bei traumatisierten Menschen zu stärken, um die Kapazität zur emotionalen Regulation zu erhöhen. An dieser Stelle möchte ich dir vier Impulse mitgeben, die ich persönlich als sinnvoll empfinde, um den mittleren, »grünen« Bereich des Stresstoleranzfensters noch zu erweitern.

1. **BEWUSSTSEIN:** Je besser du dich selbst verstehst, desto leichter wird es dir fallen, auf die Sachen, die dir nicht guttun, einzuwirken. Ein grundsätzliches Verständnis darüber, wie das Nervensystem funktioniert und wie dich Trauma beeinflusst, hilft deinem Kopf dabei, Dinge besser einzuordnen.

2. **SICHERE MENSCHEN:** Personen, die dich verstehen und denen du Vertrauen kannst, können wichtige Begleiter*innen sein. Das Teilen von Erfahrungen kann dir dabei helfen, dein persönliches Stresstoleranzfenster zu erweitern.

3. **SELBSTFÜRSORGE:** Ein bewusster und achtsamer Umgang mit dir selbst kann dazu beitragen, Stress zu bewältigen. Dazu gehören auch eine gesunde Ernährung und eine gesunde Lebensweise.

4. **SELBSTREGULATION:** Die Selbstregulationsfähigkeit zu erlernen, hilft dir dabei, Emotionen zu regulieren, insbesondere, wenn es darum geht, intensive Gefühle oder Traumata zu verarbeiten und somit dein psychisches Wohlbefinden zu steigern.

Indem du deine Fähigkeit zur Stressbewältigung und somit dein Stresstoleranzfenster erweiterst, bist du in der Lage, ein selbstbestimmtes und ausbalanciertes Leben zu führen. Es gibt zwei Fragen, die du dir immer wieder stellen darfst, wenn du bemerkst, dass du den »grünen« Bereich deines individuellen Stresstoleranzfensters verlässt.

- Wenn du in den »roten« Bereich der Untererregung fällst: »Was kann mir dabei helfen, meine Energie wieder in den Fluss zu bringen?«
- Wenn du in den »roten« Bereich der Übererregung fällst: »Was kann mir dabei helfen, wieder ruhiger zu werden?«

ÜBUNG: CO-REGULATION

Nimm dir bitte einen Zettel und einen Stift sowie genügend Zeit für diese Übung.

Notiere dir drei Personen, von denen du denkst, dass sie ihre Emotionen gut regulieren und gesund mit Stress umgehen können. Diese Menschen sind deine Anker, wenn du unter Stress gerätst und können dazu beitragen, dich zu regulieren (Co-Regulation).

Notiere dir nun drei Personen, die oft emotional geladen, unkontrolliert, gestresst, aggressiv oder sogar cholerisch sind. Diese Menschen solltest du in Phasen, wo du selbst gestresst bist, dich mental nicht gut oder ängstlich fühlst oder etwas erlebt hast, was dich traumatisiert hat, meiden. Konzentriere dich auf deine »Anker-Menschen«. Solltest du diese noch nicht in deinem Leben haben, so rate ich dir, Menschen zu suchen, die dir die nötige Sicherheit und Stabilität geben können.

SCHATTENTHEMEN IN FORM VON »TRAUMA RESPONSES« IM ERWACHSENENALTER

Das Bewusstsein darüber, wie sich die eigenen Schatten durch »Trauma Responses« im Erwachsenenalter zeigen, ist noch nicht weit ausgeprägt. Deswegen möchte ich dir hier einige Beispiele nennen, wie sich Trauma-Reaktionen auch zeigen können. Du darfst selbst entscheiden, ob du damit in Resonanz gehen möchtest:

1. **KLATSCH UND TRATSCH:** Wenn du ständig über andere Personen redest und Gerüchte streust, kann das eine Trauma-Reaktion darstellen. Den Fokus auf andere Menschen zu legen, lenkt von dir selbst ab und führt so zur Flucht vor deinen eigenen Gefühlen.

2. **NEGATIVE GEDANKEN:** Malst du dir immer wieder ein Worst-Case-Szenario in deinen Gedanken aus? Die dadurch erhöhte Reaktivität des Nervensystems sorgt dafür, dass du ständig das Gefühl hast, einer Bedrohung ausgesetzt zu sein.

3. **TOXISCHE BEZIEHUNGEN:** Im Erwachsenenalter geraten traumatisierte Menschen immer wieder an ebenfalls traumatisierte Menschen, wodurch eine Co-Abhängigkeit entstehen kann. Dahinter verbirgt sich eine ungesunde Beziehungsdynamik, in der eine Person ihre Bedürfnisse zurückstellt und sich auf die Bedürfnisse der anderen Person fokussiert. Das geschieht oft auf Kosten der eigenen Gesundheit, indem man sich selbst immer mehr innerhalb der Beziehung verliert und keine eigenständige Identität bilden kann.

4. **ÜBERANALYSIEREN:** Wenn du dein Gedankenkarussell nicht unter Kontrolle bekommst und ständig versuchst, alles und jeden zu analysieren, kann das auch eine Antwort auf ein Trauma sein. Es stellt den Versuch dar, Sicherheit zu schaffen, indem du logische Antworten findest. Es ist wichtig zu wissen, dass diese Gedanken und Schlussfolgerungen nicht unbe-

dingt der Wahrheit entsprechen, sondern einfach einen erlernten Mechanismus darstellen, um deinen Kopf zu beruhigen.

5. **PERSÖNLICHER ANGRIFF:** Wenn du alles persönlich nimmst oder dich schnell angegriffen fühlst, kann das auch eine Trauma-Reaktion sein. Dein Nervensystem stuft alles als Bedrohung ein und kann nicht mehr zwischen echten Lebensbedrohungen und ungefährlichen Situationen unterscheiden.

6. **SELBSTSABOTAGE:** Ein geringes Selbstwertgefühl beziehungsweise eine negative Selbstwahrnehmung können dazu führen, dass du dich ständig selbst sabotierst. Damit hältst du dich selbst in der Komfortzone gefangen, was für dein Nervensystem einen sicheren Rahmen darstellt. Selbstsabotage führt dich also immer wieder zurück zu dem, was du bereits kennst, und hindert dich daran, neue Lernerfahrungen zu machen.

7. **PEOPLE PLEASING:** Als soziales Wesen möchtest du einfach nur dazugehören. Deswegen passt du dich immer wieder an und stellst deine Bedürfnisse hintenan. Hinter dem People-Pleasing-Verhalten steckt eine Wunde aus der Kindheit. Da du als Kind abhängig von deinen Eltern warst, hast du diesen Mechanismus gewählt, um zu überleben.

»TRAUMA RESPONSES« VERSTEHEN

Unsere Schattenthemen entwickeln im Laufe der Jahre in Form von »Trauma Responses« ein Eigenleben. Um mit all diesen überwältigenden Ereignissen umgehen zu können, entwickelst du im Laufe des Lebens Kompensationsstrategien, damit du weiterhin funktionieren kannst. Unsere Gesellschaft ist voll von »Chamäleons«, die sich mit Kompensationsstrategien durch den Alltag kämpfen, um zu überleben. Mit diesen Strategien versuchst du dich selbst zu beruhigen. Was aber eigentlich passiert, ist, dass du dich selbst betäubst. Es findet also eine Pseudo-Regulation statt, durch die wir uns immer weiter von uns selbst und unserer Innenwelt entfernen.

Bekannte Kompensationsstrategien sind unter anderem der Konsum von Alkohol, Pornografie, Süßigkeiten, Nikotin und Junkfood sowie Spielsucht, Social-Media-Scrolling oder Klatsch und Tratsch zu verbreiten. Damit unterdrücken wir die natürlichen Trauma-Abwehrreaktionen. In der Tierwelt kann man diese natürlichen Abwehrreaktionen bei Tieren beobachten, die sich schütteln, nachdem sie unter Adrenalin standen. Wie wir auf Seite 74 bereits erfahren haben, ist eine »Trauma Response« die Art und Weise, wie dein Körper auf eine Bedrohung oder Gefahrensituation reagiert. Ich habe dir dort bereits die 4 F's (fight, flight, freeze und fawn) nach Pete Walker vorgestellt, und möchte in diesem Kapitel noch einmal näher auf diese vier unterschiedlichen Verhaltensweisen, die wir auch als Überlebensstrategien anwenden, eingehen:

FIGHT-MODUS (KAMPF)

Den Kampf-Modus zu wählen, scheint für viele traumatisierte oder hochsensible Menschen eine der letzten Optionen zu sein. Denn oft reicht die Energie nicht mehr aus, die Kampfkräfte zu mobilisieren, um sich zu verteidigen. Die Trauma-Reaktion »Fight« zeigt sich eher bei narzisstischen Menschen, die dazu neigen, die Ellenbogen auszupacken und sich überall durchzuboxen, ohne Rücksicht auf Verluste. Die positive Ausprägung des Fight-Modus ist, dass du viel Energie mobilisieren kannst, um deine Grenze zu wahren oder auch bereit bist, einen Konflikt durchzustehen. Die negative Ausprägung des Fight-Modus sind Aggressivität, unkontrollierte Wut oder im schlimmsten Fall Gewalt.

FLIGHT-MODUS (FLUCHT)

Der Flight-Modus kommt dir sicher bekannt vor. Welcher Mensch hatte noch nicht das Gefühl, am liebsten alle Sachen zu packen und einfach abzuhauen? Im Flight-Modus ist die positive Ausprägung, dass der Körper genügend Energie mobilisieren kann, um zu flüchten. Die negative Ausprägung ist die Flucht vor sich selbst, indem wir uns in die Arbeit stürzen, uns ablenken und dabei ständig in Bewegung sind.

FREEZE-MODUS (STARRE)

Im Freeze-Modus hast du das Gefühl, dass du wie gelähmt oder ohnmächtig bist und dich nicht mehr bewegen kannst. Die positive Ausprägung des Freeze-Modus ist, dass du erst mal innehalten kannst, bevor du reagierst, und dadurch vielleicht sogar friedvoll und besonnen wirkst. Die negative Ausprägung kann jedoch dazu führen, dass du in die Isolation gehst oder dich völlig von dir selbst abspaltest.

FAWN-MODUS (UNTERWERFEN)

Unter »Fawning« fällt auch das People Pleasing, was bedeutet, dass du es allen und jedem Recht machen willst und dich anpasst. Die Option nachzugeben und sich zu unterwerfen, scheint in unserer Gesellschaft weitverbreitet zu sein. Die Menschen, die diese Trauma-Reaktion wählen, sind oft Menschen, die um den Friedenswillen klein beigeben. Sie wollen von allen gemocht werden und haben Schwierigkeiten, ihrer eigenen Meinung zu vertrauen. Die negative Ausprägung des Fawn-Modus finden wir bei Menschen wieder, die in Familien aufgewachsen sind, wo emotionaler Missbrauch stattgefunden hat. Oft sind das Kinder narzisstischer Eltern. Sie haben früh gelernt, dass sie sich anpassen müssen, um zu überleben. Dadurch werden die eigenen Bedürfnisse hinten angestellt. Der positive Aspekt des Fawn-Modus ist Empathie. Dadurch, dass du gelernt hast, andere Menschen zu »lesen« und ihnen ihre Bedürfnisse zu erfüllen, besitzt du ein gutes Einfühlungsvermögen. In einem gesunden Maß kann dir dieser Modus also dabei helfen, deine Empathie zu nutzen.

DIE 4 F'S – DEINE ANTWORT AUF TRAUMA

FIGHT	FLIGHT
Wut, Unruhe, Reizbarkeit, Kontrollverhalten, Streitlust, Egozentrismus	Fluchtgedanken, Überflutung, Panik, Vermeidung, Hochleistungen erbringen, Workaholic
FREEZE	**FAWN**
Aufschieberitis, Taubheit, Schamgefühle, Isolation, Erschöpfung, Stagnation	People Pleasing, Unterwerfung, schwache Grenzen, Jasager*in, Selbstkritik

Wie du siehst, muss man die »Trauma Responses« nicht verteufeln. Sie haben auch positive Seiten, die im menschlichen Zusammenleben dienlich sein können. Dennoch ist es wichtig, dir bewusst zu machen, welche Trauma-Reaktionen du anwendest und welche vielleicht hinderlich im Alltag sind.

Aus meiner Erfahrung kann ich berichten, dass jeder Mensch eine Art Lieblings-Trauma-Response entwickelt, also eine Trauma-Reaktion, die wir oft anwenden. Weißt du schon, welche das bei dir ist? Je öfter du diese Trauma-Reaktion anwendest, desto mehr wird sie für dich wie eine Art »Schutzmechanismus«, an die sich dein Nervensystem gewöhnt. Denn dein Nervensystem wählt immer das, was ihm bekannt vorkommt und nicht das, was eigentlich richtig oder gut für dich wäre. Dieses Verhalten erklärt auch, warum du dich oft selbst sabotierst, immer wieder dieselben toxischen Menschen in dein Leben ziehst oder Probleme damit hast, nicht dienliche oder sogar schädliche Verhaltensmuster aufzulösen.

INTEGRATIONSÜBUNG

Was ich besonders gerne mache, damit ich neue Dinge besser verarbeiten kann, ist die »Integration«. Jedes Mal, wenn du etwas Neues lernst, solltest du dir in Zukunft genügend Zeit für die Integration lassen, damit du neue Inhalte nachhaltig verarbeiten kannst. Da ich davon ausgehe, dass gerade die Erkenntnisse über die »Trauma Responses« neue Inhalte für dich sind, ist gerade jetzt ein guter Zeitpunkt, um eine Integration durchzuführen.

So geht's: Nimm dir jetzt kurz einen Augenblick Zeit und lege das Buch beiseite. Lass deinen Blick langsam durch den Raum wandern und konzentriere dich auf deine Atmung. Atme für mindestens drei Atemzüge ganz bewusst tief ein und aus. Spüre anschließend nach.

FAZIT: TRAUMATISIERT ODER EINFACH NUR HOCHSENSIBEL?

Viele Menschen, die traumatisiert sind, wissen nicht, dass sie traumatisiert sind, sondern denken, sie seien hochsensibel. Je nachdem aus welchem Blickwinkel man Trauma und Hochsensibilität betrachtet und auf welche Autor*innen man sich bezieht, verschwimmen die Grenzen. Fakt ist, dass diese Menschen überwachsam sind, was ihre Umgebung anbelangt. Das bedeutet, dass der komplette Fokus in der Außenwelt liegt und diese Menschen mit den Fremdenergien sowie Fremdemotionen und Fremdgedanken eins werden. Daraus haben bisher viele Menschen geschlussfolgert, sie seien hochsensibel. Wenn wir aber die Sichtweise der Trauma-Psychologie zugrunde legen, dann ist diese Anfälligkeit für Fremdenergien oft das Resultat eines unberechenbaren Zuhauses beziehungsweise dysfunktionalen Familiensystems und damit einhergehend eines Kindheitstraumas. Das impliziert die folgenden Dinge:

- Emotionaler und körperlicher Missbrauch
- Cholerische Eltern
- Toxische Beziehungen
- Abstrafen durch Schweigen oder Ignoranz
- Emotionale Vernachlässigung
- Finanzielle Probleme
- Mobbing

Die daraus resultierende Über-Wachsamkeit hat höchstwahrscheinlich bei dir im frühen Kindheitsalter dafür gesorgt, dass du dich verantwortlich für andere Menschen fühlst und dich angepasst hast, indem du deine eigenen Bedürfnisse zurückgestellt und dich darauf konzentriert hast, die Bedürfnisse von Anderen zu lesen. Du bist ein*e Meister*in darin geworden, Energien wahrzunehmen und Dinge vorherzusagen. Du bemerkst Stimmungsschwankungen, kannst Gedanken oder Wünsche von den Lippen ablesen und bist sehr gut darin, zwischen den Zeilen zu lesen. Es gibt einen Fachausdruck für diesen Überlebensmechanismus: die »Hypervigilanz«.

Hypervigilanz und Hochsensibilität sind zwei unterschiedliche Zustände, die sich auf die Wahrnehmung und Reaktion von Menschen aus ihrer Umgebung beziehungsweise auf das Umfeld beziehen. Hochsensibilität unterscheidet sich von Hypervigilanz darin, dass Hochsensibilität nicht zwingend eine Trauma-Folge sein muss, sondern angeboren sein kann. Als hochsensibler Mensch kannst du dich gesund abgrenzen und verlierst dich nicht in fremden Energien. Du bist dir bewusst, andere Menschen nicht ändern oder kontrollieren zu können. Hypervigilanz hingegen ist ein Zustand, bei dem eine Person übermäßig wachsam und aufmerksam auf Reize und mögliche Gefahren aus der Umwelt reagiert. Sie kann unter anderem zu Symptomen wie Stress, Angstzuständen oder Erschöpfung führen, weil das Nervensystem ständig in Alarmbereitschaft ist. Hochsensibilität hingegen bezieht sich auf eine erhöhte Empfindlichkeit und Wahrnehmungsfähigkeit gegenüber Reizen und Emotionen, die aber nicht zwingend mit Gefahren verbunden sind. Hochsensible Menschen nehmen die kleinsten Nuancen in ihrer Umgebung wahr und haben oft eine sehr bewegte, emotionale Innenwelt. Das macht sie einerseits zu sehr kreativen Menschen, andererseits führt dies auch zur Reizüberflutung. Die Hypervigilanz geht oft mit Angst und Stress einher, während die Hochsensibilität eher mit viel Grübeln und Empathie in Verbindung steht. Hypervigilanz kann häufig die Folge aus einem unberechenbaren Zuhause sein. Die erhöhte Wachsamkeit resultiert daraus, dass wir permanent die Stimmung lesen mussten, um uns sicher zu fühlen. Wenn also folgende Merkmale auf dich zutreffen, lohnt es sich nicht nur weiterzulesen, sondern auch ab sofort deine persönliche Geschichte durch die Brille der Trauma-Heilung zu betrachten. Ich wünsche mir für viele »vermeintlich« hochsensible Menschen, dass sie dadurch einen anderen Zugang zu sich selbst bekommen und ihre Beziehung zu sich selbst heilen können.

MERKMALE FÜR HYPERVIGILANZ

- Ich bezeichne mich als hellfühlig und/oder hellsichtig.
- Ich habe Probleme, mich abzugrenzen.
- Ich kann mich gut in andere hineinversetzen.
- Ich weiß eher, was mein Gegenüber will, als dass ich weiß, was ich selbst will.
- Meine eigenen Werte werden von vielen Menschen nicht respektiert.
- Ich fühle mich für andere Menschen verantwortlich.
- Ich habe das Gefühl, dass ich die Emotionen von anderen Menschen managen muss.
- Ich habe einen starken Drang, anderen Menschen helfen zu wollen.
- Meine Grenzen werden oft überschritten.

Ich möchte Menschen nicht in eine Schublade stecken, aber ich habe in den letzten Jahren festgestellt, dass weitaus mehr Menschen traumatisiert sind, als vermutet wird. Erst, wenn sich diese Menschen mit Lösungsansätzen auseinandersetzen, die den Körper integrieren, kann es zu einer Veränderung kommen. Egal, ob hochsensibel oder traumatisiert. Dabei haben körperorientierte Ansätze vor allem den folgenden Vorteil: Sie klammern das aus, wovor die meisten Menschen Angst haben und sich verschließen. Nämlich die traumatischen Erinnerungen und die damit verbundenen Ängste, diese überwältigenden Inhalte wieder wachzurütteln. Bei körperorientierten Ansätzen geht es nicht darum, ein Trauma wieder aufzuwecken und bestimmte Situationen noch einmal zu durchleben, sondern es wird lediglich mit den Emotionen und dem Körper gearbeitet, wodurch eine Retraumatisierung größtenteils verhindert wird.

Warum sind körperorientierte Ansätze sinnvoll? Weil unsere Emotionen in unserem Körper leben und ihren Ausdruck in ihm finden. Wir können viele Probleme erst dann lösen, wenn wir mit unserem Körper verbunden sind. Viele Menschen scheitern, weil sie ständig versuchen, Antworten auf ihre Probleme mit Logik und ihrem Verstand zu finden. Die Antworten finden wir aber in unserem Körper. Wir können sie mit unserem Verstand nicht erreichen. Indem du also lernst, deinen Körper mit einzubeziehen, erlangst du eine bessere Selbst-Verbundenheit. Diese Verbindung mit dir selbst spielt eine wichtige Rolle für das psychische und emotionale Wohlbefinden. Die Selbst-Verbundenheit impliziert, dass du dich selbst annimmst, so wie du bist. Das sorgt nicht nur für ein besseres Selbstwertgefühl, sondern du kannst dadurch auch deinen Körper besser wahrnehmen, deine eigenen Emotionen besser erkennen, verstehen und regulieren. Dies hilft dir dabei, Stress besser zu bewältigen und schwierige Situationen besser zu meistern. Du nimmst deine Bedürfnisse, Wünsche und Werte besser wahr und kannst gesunde Entscheidungen treffen. Außerdem wirkt sich die Selbst-Verbundenheit auf zwischenmenschliche Beziehungen aus. Denn, wenn du dich selbst besser verstehst und akzeptierst, dann ist es sehr wahrscheinlich, dass du auch Beziehungen besser führen kannst.

	HYPERVIGILANZ	HOCHSENSIBILITÄT
ENTSTEHUNG UND URSACHEN	Reaktion auf traumatische Erlebnisse, oft als Schutzmechanismus	Angeborene Persönlichkeitseigenschaft; nicht zwangsläufig durch ein Trauma bedingt
WAHRNEHMUNG	Übermäßige Wachsamkeit gegenüber vermeintlichen Bedrohungen	Intensive Wahrnehmung von Reizen und Emotionen
ABGRENZUNG	Betroffene haben Schwierigkeiten, sich emotional abzugrenzen, da sie Emotionen anderer als bedrohlich empfinden können.	Betroffene können sich gut in andere hineinversetzen und dabei trotzdem klare Grenzen ziehen, ohne zwangsläufig die Emotionen anderer zu übernehmen.
VERBINDUNG ZU ANGST UND STRESS	Geht fast immer mit Angst und/oder Stress einher, da Betroffene sich ständig in einem Zustand der Alarmbereitschaft befinden.	Betroffene können auch von Stress betroffen sein, jedoch verbunden mit intensiven Gefühlen und Empathie, ohne dauerhafte Angst vor Bedrohungen.

EINFÜHRUNG IN DIE

SCHATTEN-ARBEIT

WARUM SCHATTENARBEIT ZEIT BRAUCHT

In unserer Gesellschaft liegt der Fokus auf der Leistung. »Höher, schneller, weiter« ist das Leitmotiv unserer derzeitigen Entwicklung. Doch der Weg des persönlichen Wachstums ist ein ganz anderer. Sich den inneren Wunden zu widmen, bedeutet Entschleunigung. Heilung braucht Zeit. Für unsere schnelllebige Gesellschaft ist es ungewohnt, die Dinge langsam anzugehen. Wir stellen uns gegen den natürlichen Rhythmus der Natur. Wir wollen alles kontrollieren, Prozesse optimieren und beschleunigen. Über die Onlinewelt entfremden wir uns immer mehr von Raum und Zeit und somit auch von uns selbst.

Wenn es um nachhaltige Veränderung geht, dann gilt folgender Satz: »Gut Ding will Weile haben!« Denn du kannst nicht über Nacht Dinge verändern, die dich jahrelang oder sogar jahrzehntelang geprägt haben. Das halte dir bitte immer wieder vor Augen. Insbesondere die Traumaheilung ist ein langwieriger Prozess, bei dem es darum geht, sich wieder mit dem Körper zu verbinden. Es erfordert Übung. Du wirst Dinge neu erlernen, wiederholen, und auch mal Rückschläge einstecken. Die gute Nachricht ist, dass du durch diese Art von »Arbeit« automatisch dein Leben entschleunigst. Deswegen darfst du ab sofort liebevoller mit dir selbst umgehen und den Druck herausnehmen, wenn es um den Faktor »Zeit« geht.

An dieser Stelle möchte ich betonen, dass ich dich natürlich unterstützen kann, den ersten Schritt der Heilung zu gehen, aber wie lange dieser Prozess dauert und welche Ergebnisse du erzielst, liegt nicht in meiner Hand und ist höchst individuell. Ich habe im Laufe der Jahre festgestellt, dass es unfassbar wichtig ist, den ersten Schritt in die richtige Richtung zu machen. Egal, wie klein er ist! Die Vorstellung einer »Instant-Heilung« ist zwar verführerisch, aber absolut unrealistisch. Vielleicht hilft dir die bildhafte Vorstellung von einem Puzzle: Stell dir den Prozess der Heilung als riesengroßes Puzzle vor, bei dem du immer wieder zu Puzzlestücken greifen darfst, die das Bild irgendwann vervollständigen. Am Anfang fragst du dich vielleicht, wo du anfangen sollst. Letztendlich ist das aber ganz egal. Wichtig ist nur, dass du das erste Puzzleteil legst. Danach werden immer mehr Stücke dazu kommen, und du wirst immer mehr Klarheit über dein eigenes Leben gewinnen. Vielleicht wird das Puzzle in diesem Leben nicht vollständig fertig werden, aber das Zusammensetzen dieser kleinen Bausteine hilft dir dabei, den roten Faden deines Lebens zu verstehen.

Wenn du in einer dysfunktionalen Familie aufgewachsen bist, wo es keine sichere Bindung durch Bindungspersonen gab und du ständig versucht hast zu »überleben«, braucht es Zeit, die tief sitzenden seelischen Wunden zu heilen. Es wird keine gute Fee mit ihrem Zauberstab vorbeikommen und dich davon erlösen. Diese seelischen Wunden begleiten viele Menschen meist ein Leben lang, wenn sie nicht die Möglichkeit beziehungsweise das Bewusstsein haben, diese Wunden zu heilen. Somit sind frühkindliche Prägungen besonders hartnäckig. Denn hier geht es um ein ungesundes Umfeld und Verhalten, was dich lang anhaltend geprägt hat. Und besonders dann, wenn man tiefgreifende Veränderungen bewirken will, kann sich ein Gefühl von Stagnation breitmachen. Das ist völlig normal. Du kannst nicht jeden Tag Vollgas geben, sondern brauchst auch Phasen, wo du einfach nur durchatmen kannst und Dinge integrieren darfst. Diese Phase ist für manche Menschen fast unaushaltbar, weil es sich wie ein Stillstand anfühlt. Tatsächlich ist aber auch das Innehalten ein wichtiges Puzzlestück für deinen persönlichen Weg.

Auf dem Weg deiner Heilung wirst du Neues lernen und dich von alten, festgefahrenen Mustern abwenden. Auch für dein Nervensystem wird das neu sein und es wird entsprechend reagieren. Ich spreche hier von der sogenannten »Gegenreaktion«. Sicher ist dir das Gefühl vertraut, dass sich dein Leben wie eine Achterbahnfahrt anfühlt und nach jedem Hoch ein Tief folgt. Warum ist das so? Nun, das lässt sich aus der Sicht des Nervensystems ganz leicht erklären. Denn das Nervensystem will dein Überleben sichern und stuft jedes neue, ungewohnte Ereignis zunächst als Bedrohung ein. Das hat zur Konsequenz, dass eine Gegenreaktion erfolgt. Lass mich dir auf deiner persönlichen Reise folgenden Merksatz mitgeben:

»Etwas, was eigentlich gut für dich ist, fühlt sich am Anfang manchmal nicht zwingend gut an.«

Was ich dir damit sagen möchte? Dein Nervensystem wählt eher das, was ihm bekannt vorkommt, anstatt das, was »gut für dich« ist. Diesen Faktor solltest du also bei deinen persönlichen Prozessen einkalkulieren. Gib dir nach jeder neu erlernten Erfahrung den Raum, das Neue zu verarbeiten. Wie sieht das nun konkret im Alltag aus? Ein Beispiel: Du erlebst etwas Schönes und bist für einen kurzen Moment glücklich. Du hast dieses Gefühl lange nicht mehr in dir gespürt, weil du traumatisiert wurdest. Nimm dir nun bewusst einen kurzen Moment Zeit, um innezuhalten. Leg eine Pause ein und nimm als Unterstützung einen tiefen Atemzug, bei dem du deine Ausatmung bewusst verlängerst. Mit dieser Übung kannst du deinem Nervensystem signalisieren, dass das neu empfundene Gefühl als »sicher« eingestuft werden darf.

Leider vergessen wir oft, uns die Zeit zu nehmen, um Dinge zu »verarbeiten«. Auch, wenn ich immer wieder empfehle, Hilfe von außen anzunehmen, darfst du keine schnelle Lösung erwarten. Mir persönlich hat es sehr geholfen, den Druck rauszunehmen. Denn jeglicher Druck wird dich wieder unter Stress setzen, und Stress kann deinen gesamten Heilungsprozess blockieren. Irgendwann wirst du merken, dass die Welt um dich herum sich viel zu schnell dreht und du mehr Zeit für Entscheidungen benötigst, als von dir erwartet wird. Indem dir bewusst wird, wie sehr du dem gesellschaftlichen Leistungsdruck ausgesetzt warst, findet ein Prozess der »Entkopplung« von der Außenwelt statt.

Es ist wichtig, dass du dich in erster Linie um dich, deine Emotionen, dein inneres Kind (im Sinne von deinen gespeicherten Gefühlen, Erinnerungen und Erfahrungen aus der Kindheit) und dein Nervensystem kümmerst, anstatt dich von äußeren Einflüssen antreiben zu lassen. Dein Nervensystem ist nicht darauf ausgelegt, ständig unter Stress und Druck zu stehen. Die Reizüberflutung, zum Beispiel durch die sozialen Medien und die ständige Informationsflut, haben uns die Fähigkeit genommen, den Inhalt beziehungsweise die Bedeutung der Informationen zu verstehen und zu verarbeiten. Wir können oft nicht mehr wichtige Informationen von unwichtigen unterscheiden. Statt dich von oberflächlichen Nachrichten leiten zu lassen, darfst du wieder eine Verbindung zu dir selbst und zu deinem Körper herstellen. Glaube nicht alles, was dir präsentiert wird. Beginne, dich selbst wieder besser zu verstehen. Die wahre Magie entsteht nicht nur durch Handlungen, sondern vor allem in den Momenten, in denen wir einfach nur sein dürfen. Die Entschleunigung und das Verstehen deiner eigenen Bedürfnisse sind jetzt an erster Stelle.

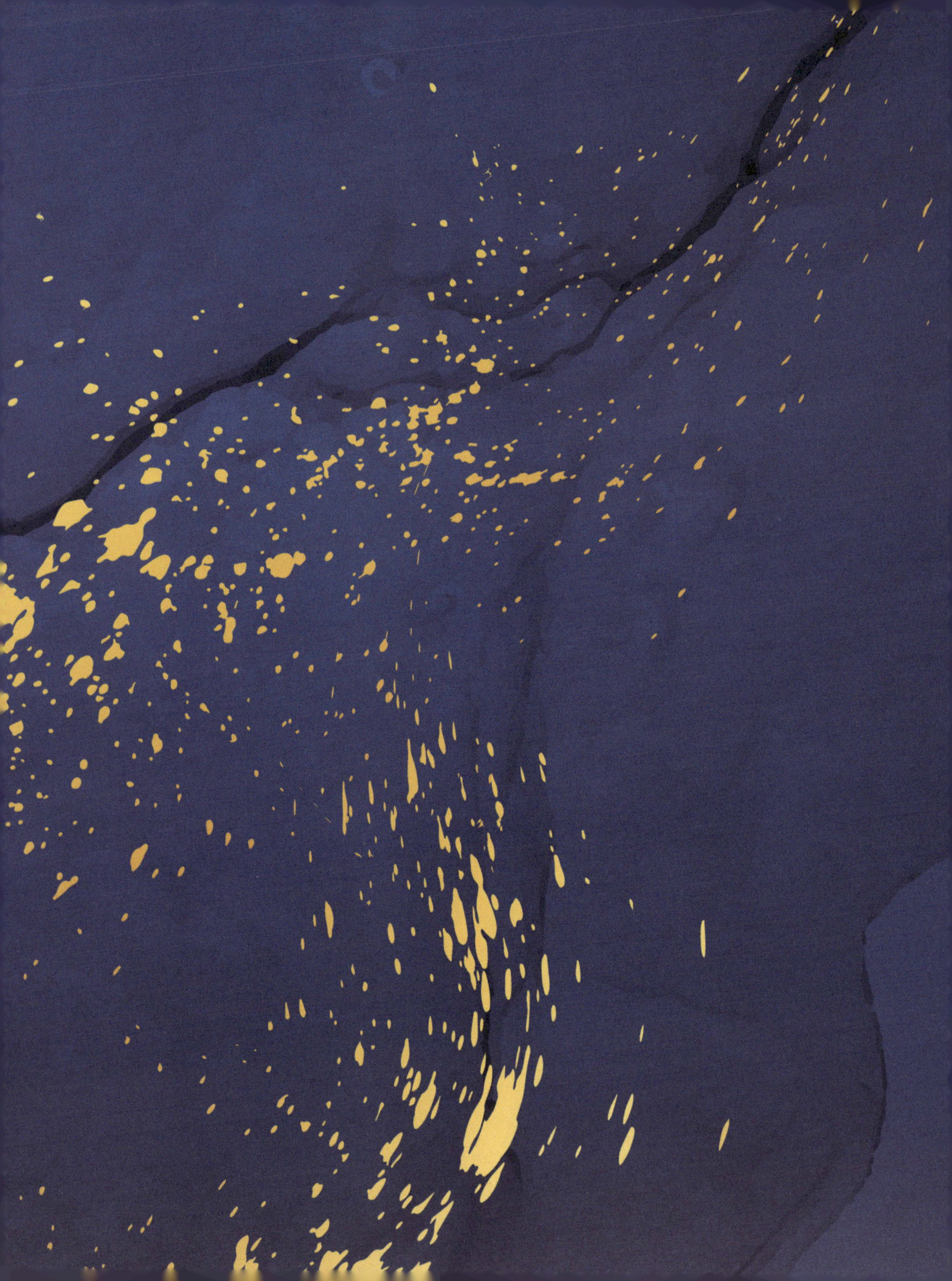

»AUS SICHT UNSERES **NERVENSYSTEMS** GEHT ES NICHT DARUM, GLÜCKLICH ZU SEIN, SONDERN DARUM, SICH **SICHER** ZU FÜHLEN.«

Viele Menschen geben auf ihrem Weg der Heilung auf, weil sie nicht verstehen können, dass das Nervensystem auf neue Erfahrungen zunächst mit einer Gegenreaktion antwortet. Lieber verharren sie in ihren alten, gewohnten Mustern. Dabei kann es so befreiend sein zu erkennen, dass wir keine Schuld daran tragen, was in unserem Leben geschehen ist. Toxische Menschen treten nicht in dein Leben, weil du Fehler machst, sondern weil dein Nervensystem sie als »bekannt« identifiziert. Dein Nervensystem neigt dazu, die »vertraute« Hölle der unbekannten Erfahrung vorzuziehen. Kann man diese tief verwurzelte Prägung verändern? Ja! Indem du verstehst, wie dein Nervensystem arbeitet und welchen Einfluss dysfunktionale Familiensysteme sowie frühkindliche Prägungen darauf haben. Wenn du lernst, dein Nervensystem zu regulieren, eröffnen sich neue Möglichkeiten für positive Erfahrungen, und du kannst bewusst neue Wege wählen.

Wir alle haben Ziele im Leben – und das ist wichtig. Doch wir dürfen dabei eine Sache nicht aus den Augen verlieren, nämlich den Blick auf uns selbst. Ein Ziel ist etwas, auf das wir uns zubewegen, das in der Zukunft liegt. Um mit dir selbst verbunden zu bleiben, solltest du jedoch mit deiner Präsenz im Hier und Jetzt sein und nicht ständig an die Zukunft denken. Um den gegenwärtigen Moment genießen zu können, ist es wichtig, dass du deine Schatten der Vergangenheit erkennst und verstehst, und nicht ständig mit deinen Gedanken abschweifst. Wenn du nun mögliche Anzeichen für Trauma oder Hochsensibilität bei dir erkannt hast, dann empfehle ich dir, deine Ziele eher nach innen als nach außen zu richten. Das ist der Schlüssel für deinen persönlichen Lebensweg. Denn deine Innenwelt braucht deine Aufmerksamkeit! Was dir dabei hilft? Die Fähigkeit, dein Nervensystem selbst zu regulieren.

SELBSTREGULATION ERLERNEN, UM SCHATTENANTEILE ZU INTEGRIEREN

Das wird dich vermutlich jetzt erst mal wundern, aber für fast alle deine Probleme gibt es einen wichtigen Schlüssel als Lösung: Selbstregulation. Wenn du dich selbst regulieren kannst, dann bist du in der Lage, dich aus extremen Zuständen herauszuziehen, indem du dir selbst wieder ein Gefühl von Sicherheit gibst. Wie gut du dich selbst regulieren kannst, hängt maßgeblich von deinen ersten drei Lebensjahren und deinen Bindungspersonen ab. Denn deine Bindungspersonen haben dir durch Co-Regulation Sicherheit vermittelt.

Ein Beispiel: Ein Baby schreit. Die Mutter nimmt das Schreien wahr und holt ihr Baby auf den Arm, um es zu beruhigen. Das Baby merkt, dass es in Sicherheit ist und entspannt sich wieder. Das nennt man Co-Regulation. Wenn diese Form der Co-Regulation nicht ausreichend in deinem Kindesalter stattgefunden hat und dein Nervensystem gelernt hat, dass deine Bedürfnisse nicht ausreichend erfüllt wurden und du dich dadurch nicht sicher gefühlt hast, dann suchst du als erwachsener Mensch im Außen nach Antworten auf deine körperlichen Empfindungen, um dich selbst zu beruhigen. Diese Art der Beruhigung findet dann allerdings nicht im Körper statt, sondern nur im Kopf.

Die Selbstregulation entsteht also aus der Co-Regulation. Doch viele Menschen haben nie eine Co-Regulation erfahren. Sie hatten beispielsweise Eltern, die die Bedürfnisse ihres Kindes nicht gesehen haben, weil sie vielleicht zu sehr mit sich selbst und ihrem eigenen Trauma beschäftigt oder hochsensibel waren. Eine gute Selbstregulationsfähigkeit führt dazu, dass wir mit Stress besser umgehen können, und uns selbst, im Sinne des Stresstoleranzfensters (siehe Seite 71), wieder im mittleren Bereich einpendeln können. In der spirituellen Szene spricht man vom sogenannten »Urvertrauen«. Dieser Begriff bezeichnet das Vertrauen in das Leben selbst, in das Universum, in Gott und die Außenwelt. Es ist oft dieses Vertrauen, das durch Traumatisierung oder dauerhafte Reizüberflutung erschüttert wird. Wenn keine Co-Regulation in deinen ersten Lebensjahren stattgefunden hat, dann ist es sehr wahrscheinlich, dass du kein Urvertrauen hast. Zum Glück kann uns das Stärken der Regulationsfähigkeit dabei unterstützen, dieses Vertrauen wiederzuerlangen. Indem du lernst, dich selbst zu regulieren, kannst du dich aus der eigenen Ohnmacht befreien und dir selbst zuwenden.

Als hochsensible Person bist du durch deine feinen Antennen oft mehr mit der Außenwelt verbunden als mit dir selbst. Durch das Wiedererlangen der Selbstregulationsfähigkeit bist du imstande, den Fokus wieder nach innen zu richten und dich ausreichend gegenüber der Außenwelt abzugrenzen. Im Umkehrschluss ist eine geringe Selbstregulationsfähigkeit der Grund, warum du die Außenwelt machtvoller wahrnimmst als dich selbst. Insbesondere in Bezug auf übernommenes, transgenerationales Trauma entsteht bei den Betroffenen oft eine gewisse Hilflosigkeit. Denn beim generationsübergreifenden Trauma lebt die nachfolgende Generation mit den Trauma-Folgen, also den Symptomen, ohne dass sie diese aber einem konkreten Ereignis zuordnen können. Sie können sich ihre Symptome nicht erklären und tappen oft im Dunkeln.

Dazu ein Beispiel: Nehmen wir an, dass deine Großeltern den Krieg miterlebt haben und dadurch stark traumatisiert worden sind. Dieses Trauma konnte nie bewältigt werden und wurde somit an deine Mutter weitergegeben. Auch deine Mutter schaffte es nicht, das Trauma aufzulösen, und hat es weiter an dich übertragen. Da du dich bewusst mit solchen Themen auseinandersetzt, merkst du, dass etwas nicht stimmt. Du denkst aber nicht direkt daran, dass du traumatisiert sein könntest, weil du dich an kein konkretes Trauma-auslösenden Ereignis in deinem Leben erinnern kannst Und so passiert folgendes: Du nimmst dich dem Trauma an und identifizierst dich damit. Irgendwann wird es zu einem Teil von dir, weil du nicht verstehst, woher es kommt. Was kannst du also tun? In diesem Fall ist es wichtig zu erkennen, welche Anzeichen einer Traumatisierung sich bei dir zeigen und dann mit entsprechenden Regulationstechniken darauf zu reagieren.

»ICH NEHME MIR VOR, DIE **SICHERSTE** PERSON IM **RAUM** ZU SEIN!«

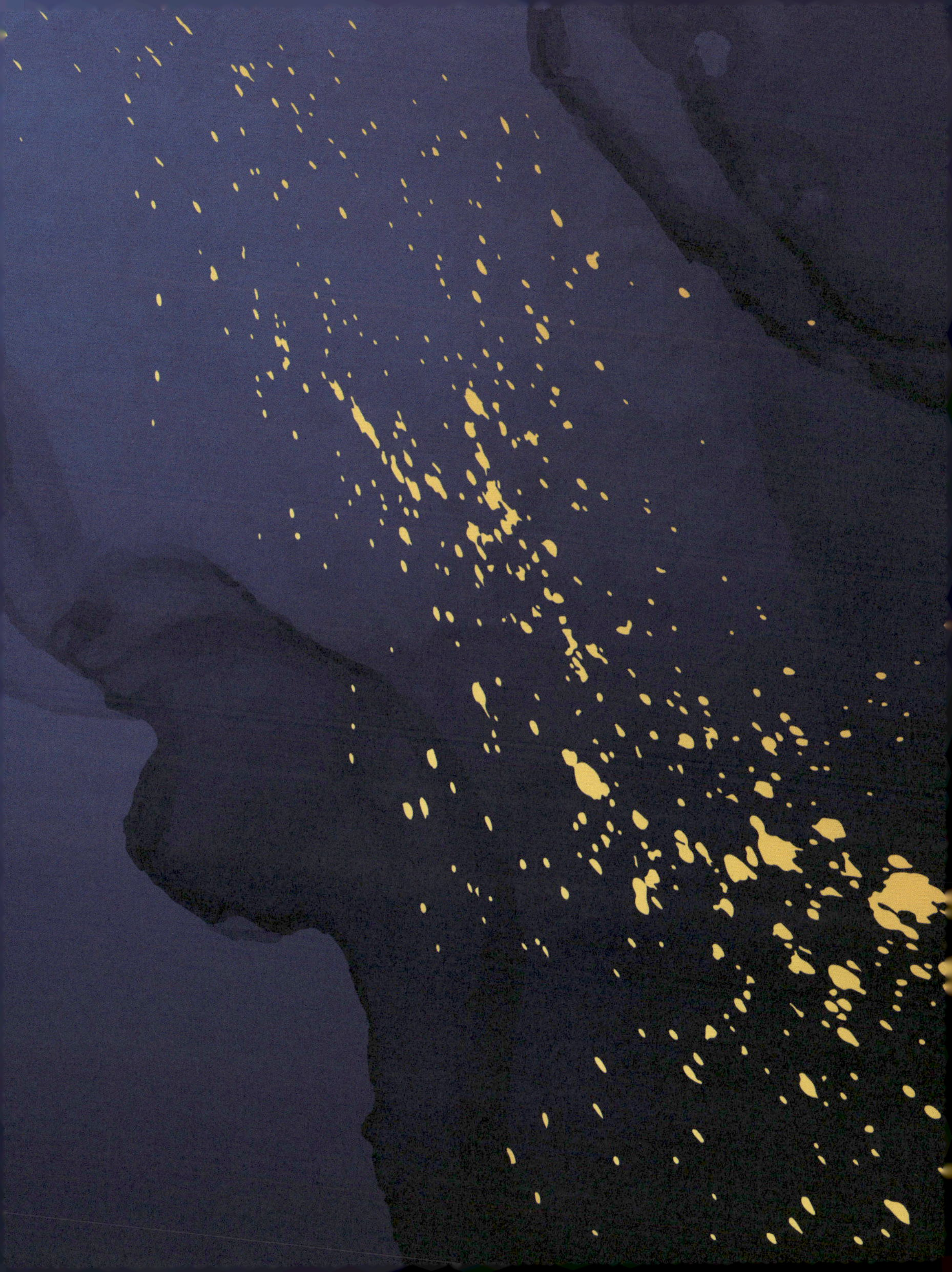

Natürlich wäre es am schönsten, wir alle hätten eine sichere Person bei uns, die uns Co-regulieren kann. Genau das darfst du dir auch als Ziel setzen: Du hast es verdient, sichere Personen um dich herum zu haben, mit denen du liebevolle und gesunde Beziehungen gestalten kannst. Wir Menschen sind nicht dafür gemacht, allein zu sein. Wir brauchen einander, um gemeinsam heilsam zu wachsen. Doch es kann eine Weile dauern, bis du auf Menschen triffst, die dir guttun. Daher ist es so wichtig, dass du lernst, dein Nervensystem durch die Selbstregulation wieder in die Balance zu bringen.

An dieser Stelle möchte ich dir gerne ein Mantra mit auf den Weg geben, welches mir persönlich geholfen hat, die Verantwortung für meine Gefühle zu übernehmen und sie zu regulieren. Wenn ich beispielsweise einen Raum oder einen Bereich betrete und bemerke, dass die Menschen um mich herum mich noch unruhiger machen oder sogar versuchen, mich zu manipulieren oder ihre eigenen Themen auf mich abzuwälzen, dann sage ich mir selbst immer wieder folgenden Satz:

»Ich nehme mir vor, die sicherste Person im Raum zu sein!«

Dieses Mantra hat mir dabei geholfen, den Fokus weg von anderen Menschen und ihren Energien hin zu mir selbst zu lenken. Wir haben als Kind gelernt, unser Nervensystem an andere Menschen anzupassen. Das Adaptieren des Nervensystems war in der Kindheit ein wichtiger Überlebensmechanismus. Doch wenn die Menschen um dich herum auch nie gelernt haben, sich selbst zu regulieren, dann färbt der Stress auf dich ab. Ab jetzt darfst du lernen, diesen Überlebensmechanismus behutsam abzulegen.

Menschen, denen es an der Selbstregulation mangelt, nehmen oft ein Gefühl von Überforderung wahr oder »funktionieren« einfach nur. Nicht selten reagieren sie auf alles, was im Außen passiert, ohne eine Pause einzulegen. Sie sind ständig reaktiv gegenüber ihrer Umwelt, was zu dauerhafter Anspannung und Alarmbereitschaft führen kann. Dadurch kann es auch passieren, dass sie ihren Körper und die eigenen Bedürfnisse nicht mehr richtig wahrnehmen. Wer jahrelang ohne Pause »funktioniert«, erfährt nicht selten das Gefühl, ausgebrannt zu sein (»Burn-out«). Das erklärt auch, warum viele hochsensible Menschen ständig erschöpft sind. Es ist daher wichtig, für ein ausgewogenes Leben die Selbstregulationsfähigkeiten auszubauen.

IMAGINATIONSÜBUNG: ERDUNG

Diese Übung hilft dir dabei, den Boden unter den Füßen nicht zu verlieren. Du kannst sie jederzeit, mit geschlossenen oder offenen Augen, durchführen.

Stelle dich hüftbreit und am besten barfuß hin. Lenke deine Aufmerksamkeit auf deine Füße und spüre sie fest auf dem Boden verankert. Nimm insbesondere deine Fußsohlen wahr, wie sie Kontakt mit dem Boden haben. Zur Unterstützung kannst du dir vorstellen, wie die Schwerkraft deine Beine noch schwerer werden lässt und du dadurch noch stärker den Boden unter deinen Füßen wahrnimmst.

Visualisiere jetzt, wie Wurzeln aus deinen Füßen tief in die Erde wachsen, dich stabil verankern und dir Halt geben. Verweile so lange in dieser Haltung, wie es für dich angenehm ist. Um das Gefühl abzuspeichern und die Übung zu beenden, nimm einen tiefen, bewussten Atemzug.

DEN EIGENEN SCHATTEN BEGEGNEN

Es kommt häufig vor, dass wir uns intensiv mit unserer Persönlichkeitsentwicklung beschäftigen und plötzlich an einen Punkt gelangen, wo wir das Gefühl von Stagnation empfinden. Gedanken kommen auf wie »Hat das jetzt alles nichts gebracht? War alles falsch?«. Oder »Was stimmt nicht mit mir?«. Es fühlt sich an wie ein riesengroßer Rückschlag. Ich möchte dir zeigen, dass du auch diesen Punkt auf deiner persönlichen Heilungsreise willkommen heißen darfst, denn du hast nun eine andere Ebene erreicht. Diese Ebene ist ein wertvolles Geschenk. Wir erkennen es oft nicht auf den ersten Blick, denn wir sind auf einer tief unterbewussten Ebene angelangt: der Ebene der Schattenthemen.

Ein Schatten ist eine »Überbetonung« von Eigenschaften, die wir an uns nicht mögen. Der Schweizer Psychiater Carl Gustav Jung beschreibt ihn als unbewussten oder teilbewussten Persönlichkeitsanteil, der oft verdrängt und verleugnet wird. Es ist verständlich, dass wir uns nicht gerne damit auseinandersetzen, und doch sind diese Schatten ein wichtiger Schlüssel für persönliches Wachstum. Wir neigen in der spirituellen Szene dazu, uns auf das Thema Lichtarbeit zu konzentrieren und die lichtvollen Seiten zu betonen. Das ist auch wichtig, doch das Gleichgewicht entsteht erst durch das Wechselspiel zwischen Licht und Schatten. Der Fokus auf das Positive sollte nie verloren gehen, auch wenn wir uns der Schattenarbeit widmen.

Das Problem besteht mehr darin, dass wir dazu tendieren, die negativen Aspekte des Lebens zu verdrängen. Alkohol, Drogen, Nikotin, aber auch toxische Positivität sind Verdrängungs- und Schutzmechanismen, die wir anwenden, um bestimmte Aspekte in unserem Leben auszublenden. »Toxische Positivität« beschreibt dabei das Phänomen, die Welt durch eine rosarote Brille zu betrachten. Doch bitte verurteile dich jetzt nicht dafür. Je mehr du dich für etwas verurteilst, desto mehr bremst du deine Heilung aus. Halte dir lieber vor Augen, dass jeder Mensch sowohl positive als auch negative Aspekte in sich trägt. Doch leider sprechen wir darüber nicht so gerne, denn wir fühlen uns schlecht und zerbrechlich, wenn wir Schwächen zeigen. Sei dir bewusst: Es existiert kein ausschließlich positives Leben! Negative Emotionen zu fühlen oder eine schwierige Phase zu durchleben, macht uns nicht zu schlechten Menschen und wir scheitern auch nicht. Unsere Schatten sind Teil unseres Lebens. Genau wie das Licht. Wir sind keine Maschinen, bei denen alles reibungslos funktioniert. Vielmehr liegt in unseren Schwächen oft die größte Chance für persönliches Wachstum und die Möglichkeit, anderen Menschen durch unsere Erfahrungen zu helfen.

Persönlich habe ich die größten Durchbrüche auf meiner Reise erst dann erlebt, als ich mich meinen Schatten gestellt und Platz geschaffen habe für all die verdrängten Emotionen. Diese Erfahrung offenbarte schonungslos, was in mir verborgen lag und darauf wartete, gesehen und gefühlt zu werden. Es gibt zwei Optionen, wie man mit überwältigenden Gefühlen umgehen kann. Einerseits kann man sich ihnen stellen und lernen, sie (gegebenenfalls mit professioneller Unterstützung) zu verarbeiten. Andererseits besteht die Möglichkeit, diese Gefühle zu unterdrücken und sie auf andere zu projizieren. Letzteres führt oft dazu, dass die ungelösten Emotionen sich verstärken und wir die Beziehung zu anderen Menschen belasten. Diese tiefen, negativen und unverarbeiteten Emotionen können zu einem Teil unserer Identität werden und die Art und Weise, wie wir die Welt wahrnehmen, steuern. Unbewusst fokussierst du dich so automatisch auf das Negative. Carl Gustav Jung sagte bereits: »What you resist, will persist.« Dieser Satz bedeutet sinngemäß, dass die Dinge, gegen die du im Widerstand bist, sich verstärken werden.

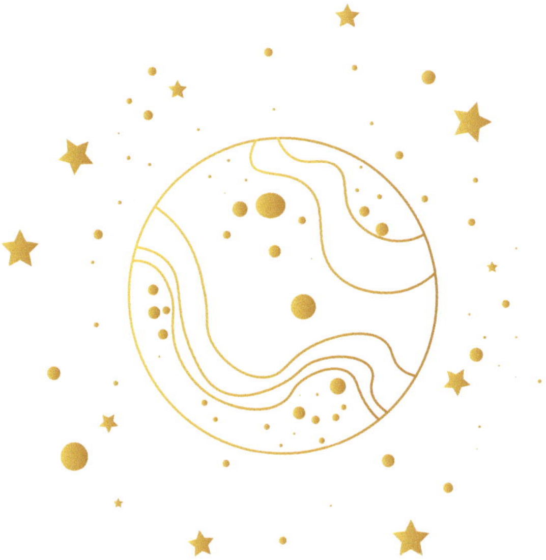

Das Konzept der Schattenarbeit birgt auf der einen Seite viel Unangenehmes und vor allem Ängste. Es erfordert ein hohes Maß an Bewusstsein, um diese tiefste Ebene zu erreichen. Du wärst also nicht an diesem Punkt angelangt, wenn du nicht bereits Vorarbeit geleistet hättest. Letztendlich ist es die Bewusstseinsarbeit, die diese Schatten in uns ans Licht bringt. Diese Anteile gehören zu dir. Sie sind präsent und prägen dich mehr, als du denkst, da sie auf einer unterbewussten Ebene stattfinden. Es ist also wichtig zu verstehen, dass dir all diese Schattenthemen bisher nicht bewusst waren und dich dennoch beeinflussen, indem sich bestimmte Muster in deinem Leben wiederholen. Wenn du das Muster bisher nicht erkennen konntest, dann könnte es dir helfen, wenn du zunächst versuchst, Glaubenssätze zu identifizieren. Lass uns gemeinsam einige Glaubenssätze aufdecken, die auf eine Traumatisierung und somit auch auf Schattenthemen hindeuten können.

ZEHN TYPISCHE GLAUBENSSÄTZE, DIE TRAUMATISIERTE MENSCHEN BEGLEITEN

1. »Die Welt ist ein gefährlicher Ort.«
2. »Ich krieg einfach nichts alleine hin.«
3. »Das Leben ist ein Kampf.«
4. »Die Vergangenheit verfolgt mich.«
5. »Ich fühle mich nutzlos.«
6. »Es ist egal, was ich mache, es bringt nichts.«
7. »Glück ist nur für andere Menschen, aber nicht für mich bestimmt.«
8. »Ich habe Angst vor der Zukunft.«
9. »Ich kann nicht mehr.«
10. »Ständig wiederholt sich alles.«

In der spirituellen Lehre spricht man vom »Gesetz der Polarität«. Es betont, dass auf dieser Welt alles aus Gegensätzen besteht. So kannst du dir auch die Gegensätze von Licht und Schatten vorstellen. Meistens spiegeln uns Menschen diese Anteile oder triggern diese Schattenthemen in uns. Doch wir neigen dazu wegzusehen. Denn diese Schattenthemen sind mit überwältigenden Emotionen verbunden, vor denen wir uns gerne schützen wollen. Häufig sind es Verhaltensweisen, die uns an anderen Menschen stören oder auch schmerzhafte Begegnungen in unseren Beziehungen, die diese Schatten in uns hervorbringen. Sich diesen Schatten anzunehmen, erfordert sehr viel Mut, und es ist vollkommen normal, dass wir diese Schattenanteile oft lange Zeit nicht wahrhaben wollen. Ich bin mir sicher, du hast bisher viel an dir gearbeitet, und auf dieses Thema zu stoßen, kann erst einmal Frustration auslösen. Aber bitte versuch es einmal aus dieser Perspektive zu betrachten: Auf unserem persönlichen Weg des Wachstums arbeiten wir uns Stück für Stück voran, und erst wenn wir bereit dafür sind, eröffnen sich neue Wege. Warum? Weil wir alles auf einmal nicht verkraften könnten. Deswegen gibt es auch keine Heilung über Nacht. Um dir zu verdeutlichen, wie uns diese Schatten bis ins Erwachsenenalter begleiten, möchte ich dir gerne meine eigene Geschichte erzählen:

Vieles in meinem Leben wurde von außen gesteuert. Es war wie ein Leben auf Autopilot. Ich fühlte mich oft fremdgesteuert und war ein »soziales Chamäleon«, dass sich wunderbar anpassen konnte. Ich versuchte, meine Schattenanteile zu verdrängen, indem ich mich bewusst durch Sport ablenkte, oder indem ich anderen Menschen half, anstatt mir selbst zu helfen. Als ich dachte, dass gerade eigentlich alles besser wird und sich mein Thema gelöst hat, gelangte ich an einen Punkt, an dem sich alles hochschaukelte. Meine Lebensweise führte mich an den Punkt der Erschöpfung. Ich war schockiert über so viel Negativität, die mir das Leben plötzlich entgegenbrachte. In diesem Tal, verbunden mit dem Gefühl der Ohnmacht und vielen negativen Emotionen, zeigte sich immer wieder ein

Glaubenssatz, der einer mentalen Sackgasse ähnelte: »Es ist egal, was du machst, es bringt sowieso nichts.« Dieser verheerende Glaubenssatz entzog mir all meine Kraft in allen Lebensbereichen. Je mehr ich versuchte, vor mir selbst wegzulaufen, desto stärker klopfte dieser Glaubenssatz an mein persönliches Seelentor und ich begann, mich damit auseinanderzusetzen. Wenn du jetzt denkst, dass danach sofort die Lösung kam, dann muss ich dich leider enttäuschen. Es dauerte lange Zeit, bis ich verstand, was sich dahinter verbirgt. Und so begann eine lange Auseinandersetzung mit meinem Schatten der Vergangenheit.

Ich kann mich noch genau daran erinnern, als ich bemerkte, dass dieser Glaubenssatz einfach nicht verschwinden wollte. Er hat mich begleitet, und ich habe mich immer wieder gefragt, wie ich ihn loswerden kann. Doch je mehr ich mich damit auseinandersetzte, desto eher verstand ich, dass es nicht darum geht, diesen Anteil loszuwerden, sondern ihn anzunehmen, als Anteil, der zu mir gehört. Diese Form von traumabedingten Glaubenssätzen zeigt sich oft als lang anhaltendes Gefühl. Immer, wenn ich Resignation in Form von Angst verspürte, war dieser Anteil in mir aktiv und rebellierte. Dann habe ich Folgendes gemacht: Ich habe mich diesem Anteil zugewandt und ihn erst einmal gefragt, warum er in meinem Leben ist. Warum er diese Macht hat. Sobald ich diesem Glaubenssatz Aufmerksamkeit gegeben habe, wurde die Stimme in mir leiser. Also habe ich begonnen, diesen Anteil in mein Leben zu integrieren, weil er einfach dazugehört. Was also bei der Schattenarbeit passiert, ist, dass wir das natürliche Gleichgewicht in uns wiederherstellen, indem wir Trauma integrieren. Oft wird uns vorgelebt, dass man sich nicht den negativen Dingen zuwenden sollte. Doch meines Erachtens kann genau das dazu führen, dass sich Trauma-Symptome sogar verstärken. Deswegen möchte ich dir gerne ein Bild mit auf den Weg geben, um die Schatten in dir besser zu verstehen.

Ein Schattenanteil, der traumabedingt ist, ist so etwas wie ein unbewusstes energetisches Programm. Es läuft wie eine Hintergrundmusik in deinem Leben. Es ist so, als würdest du ein Lied ständig in Dauerschleife hören. Und du hast nur die Chance, diesen Schattenanteil dazu zu bringen, mit dir eine Kooperation einzugehen, wenn du ihm genau das gibst, was er braucht: Aufmerksamkeit. Schlussendlich geht es darum, mit diesen Schattenanteilen Frieden zu schließen. Erst dann beginnst du, den Überlebensmodus zu verlassen und kannst dein Leben neu gestalten.

All diese Puzzleteilchen in deinem Leben haben dich heute dahin geführt, dass du deine Schatten sehen kannst und die Chance bekommst, diese zu integrieren. Das ist ein Privileg, auch wenn der Weg steinig sein kann. Viele Menschen werden nicht die Chance bekommen, sich damit auseinanderzusetzen und somit große Veränderungen zum Guten vorzunehmen. Denn schließlich sind unsere Schatten etwas Unbewusstes und zugleich Schmerzhaftes – und nicht jeder Mensch möchte diese schmerzhaften Schatten begegnen.

WAS DIE SKORPION-ZEIT DIR ÜBER DEINE SCHATTENTHEMEN OFFENBART

Als feinfühliger Mensch habe ich erkannt, dass Schattenthemen und somit auch seelische Wunden in einer Phase des Jahres besonders präsent sein können. Wenn die Sonne im Oktober in das Tierkreiszeichen Skorpion wandert, beginnt die gefühlsintensive Schattenzeit. Der Skorpion repräsentiert in der Astrologie Themen wie Ängste, Traumata und Blockaden sowie Tod und Tiefgründigkeit. Diese Themen sind für die meisten Menschen unangenehm. In dieser Zeit ist es wichtig, sich mit den eigenen Gefühlen auseinanderzusetzen und zu erkennen, dass nicht alles, was wir fühlen, unbedingt etwas mit uns persönlich zu tun hat, sondern oft von unserer Umgebung und unseren Erfahrungen beeinflusst wird. Du kannst diese Zeit für dich bewusst für die Schattenarbeit nutzen. Es ist eine Zeit der Verwandlung, ähnlich einer Metamorphose. Wenn wir diese Zeitqualität nutzen, dann können wir aus ihr emporsteigen, wie der Phönix aus der Asche. Oft sträuben wir uns dagegen, diesen Prozess anzutreten, weil wir Angst davor haben, wie unser Umfeld mit unserer Veränderung umgehen wird.

Gerade in dieser schnelllebigen Zeit, in der viele mit einem dysregulierten Nervensystem und den Folgen von seelischen Wunden kämpfen, ist es wichtig, innezuhalten und sich den eigenen Schatten zu stellen, anstatt sich immer wieder abzulenken. Wir tragen viele Traumata und Überzeugungen in uns, die wir aus unserer Ahnenlinie und unserem Familiensystem in Form von transgenerationalem Trauma (siehe Seite 29) übernommen haben. Es kann sehr gut sein, dass du dich als hochsensibler Mensch von diesen Themen in der Skorpion-Zeit überwältigt fühlst. Es ist wichtig, sich den Themen zu stellen und sie aufzulösen.

Die Skorpion-Zeit dient als Phase des Rückzugs. Indem du dich aus dem äußeren Geschehen und der Interaktion mit sozialen Medien und Fernsehen zurückziehst, wirst du lernen, dich selbst besser zu spüren und zu verstehen und somit auch deine Bedürfnisse zu erkennen. Es ist eine Zeit, in der wir möglicherweise feststellen, dass unsere üblichen Bewältigungsstrategien und gewohnten Aktivitäten nicht mehr funktionieren und wir uns in dieser Phase im Jahr langsam für neue Ansätze öffnen müssen, die besser zu uns passen und auf unsere Bedürfnisse eingehen. Diese Zeit des Rückzugs und der Heilung ist wichtig, auch wenn es eine Weile dauern kann, bis wir uns daran gewöhnen und akzeptieren, dass sich unsere Sicht auf die Welt verändert hat und wir neue Wege finden müssen, um uns selbst zu heilen.

All diese Erkenntnisse in der Schattenzeit können Trauer in dir auslösen. Wenn etwas Altes gehen möchte, kann sich das wie ein kleiner »energetischer Tod« anfühlen, den du betrauern darfst. Es ist besonders wertvoll, wenn du in dieser Zeit erkennst, dass du seelische Wunden aus deiner Ahnenlinie und deinem Umfeld übernommen hast und diese emotionale Last nun loslassen darfst.

In deinem Leben wirst du als hochsensibler Mensch immer wieder Triggern begegnen, und zwar nicht nur in Form von anderen Menschen, sondern auch durch die Nachrichten oder die sozialen Medien. In unserer Gesellschaft lauern überall Trigger. Die Frage ist, wie du damit in Zukunft umgehen wirst und ob du bereit bist, deinen inneren Schatten zu begegnen. Die Konfrontation mit seelischen Wunden erfordert oft Unterstützung, sowie viel Mitgefühl, Zeit und Geduld. Ich rate dir daher, dich entsprechend auf die Skorpion-Zeit vorzubereiten. Zieh dich bewusst von der Außenwelt zurück, gönne dir mehr Pausen und Zeit für dich, damit du dich ganz auf dich konzentrieren kannst. In dieser Phase kann es sein, dass du ein schlechtes Gewissen bekommst, weil du nicht mehr wie gewohnt »funktionierst« und du dir mehr Zeit für dich nimmst. Doch genau das ist jetzt wichtig: Dein Körper braucht in diesen Momenten Ruhe und Rückzug. Du wirst feststellen, wie wichtig es ist, die Verbindung zu deinem Körper aufrechtzuerhalten. Diese Verbindung kann nur hergestellt werden, wenn du Zeit für dich selbst einräumst – auch mal ohne Partner*in oder Kinder. Einfach mal innehalten und nur mit den eigenen Gefühlen sein. Zugegeben, das mag unbequem sein, deswegen ist es wichtig, die richtigen Werkzeuge zu haben, um mit aufkommenden Ängsten und Gefühlen besser umzugehen.

Mitten in dieser Phase des Rückzugs mag es so wirken, als ob nichts vorangeht und sich nichts ändert. Während du versuchst, weniger zu tun als sonst, tritt das innere Kind hervor, das nach Liebe und Anerkennung der Eltern sucht und deshalb versucht, noch härter an sich zu arbeiten. In unserer Gesellschaft wird Entschleunigung und Erholung nicht belohnt, sondern kritisch beäugt. Dabei ist es genau das, was der innere Anteil aus der Kindheit in dir benötigt: Zeit! Der selbst auferlegte Druck wird deinen Heilungsprozess nur blockieren. Heilung braucht Zeit. Nimm sie dir!

Sei dir bewusst: Für viele Menschen draußen mag es unverständlich sein, dass du dir plötzlich Zeit für dich selbst nimmst, aber es ist ungemein wichtig. Am besten kommst du durch diese gefühlsintensive Skorpion-Zeit, wenn du ein sicheres Umfeld aus unterstützenden Menschen hast. Die Skorpion-Zeit kann eine Zeit der Enthüllungen sein, in der du erkennst, was nicht deiner eigenen Wahrheit entspricht. Diese Zeit mag dir vielleicht sehr verwirrend erscheinen, da sich alles neu sortiert, und gleichzeitig auch einsam, da du plötzlich alles hinterfragst – so auch deine Freundschaften oder das Familiensystem. Während dieser Phase wirst du möglicherweise feststellen, dass gewisse Dinge sich nicht mehr gut für dich anfühlen oder du körperlich auf etwas reagierst, das sich nicht mehr stimmig für dich anfühlt, wie zum Beispiel oberflächliche Unterhaltungen oder Beziehungen zu bestimmten Personen. Du wirst lernen, wie du die Schattenanteile, die in dir auftauchen, differenzieren kannst und merken, dass nicht alle diese Anteile zu dir gehören. Und du wirst erkennen, welche Gefühle dich daran gehindert haben, du selbst zu sein – wie etwa ein schlechtes Gewissen und Schuldgefühle.

Ich fasse noch mal zusammen: Es ist entscheidend zu verstehen, dass Veränderungen Zeit brauchen und dass es normal ist, wenn du dich in dieser besonderen Übergangszeit vom Herbst in den Winter als feinfühliger Mensch zurückziehen möchtest. Lass dich auf deinem Weg liebevoll begleiten, sei es durch einen Onlinekurs oder eine Therapie. Wenn du Unterstützung suchst, bedeutet das nicht, dass du aufgibst, sondern dir lediglich Hilfe holst. Du wirst viele Emotionen spüren und deine Beziehung zu dir selbst wird sich vertiefen. Dadurch wirst du mehr Selbstbewusstsein und Selbstvertrauen auf einer tiefen Ebene gewinnen.

JOURNALFRAGEN FÜR DIE SCHATTENARBEIT

- Welche Eigenschaften bewunderst du an anderen Menschen?
- Welche Dinge triggern dich am meisten bei anderen Menschen?
- Welche Aspekte empfindest du bei dir selbst als unangenehm, negativ oder belastend?
- Gibt es wiederkehrende Muster bei bestimmten Themen in deinem Leben, die dich belasten?

Reflektiere deine Antworten und notiere sie in dein Journal.

DEIN KÖRPER KENNT DEN WEG DER HEILUNG

Wie kannst du lernen, deinem Körper wieder zu vertrauen, wenn du dich von ihm entfernt hast? Ich möchte dir in diesem Kapitel erklären, warum viele Techniken und Therapien bei hochsensiblen und traumatisierten Menschen nicht funktionieren. Lass uns einen kleinen Ausflug machen: Ich möchte dich mit auf meine persönliche Reise nehmen, um dir zu zeigen, wie ich gemerkt habe, dass mein Körper meine Aufmerksamkeit sucht ...

Wie bereits ein paar Seiten zuvor erwähnt, habe ich jahrelang unterschiedliche Formen von Yoga praktiziert. Ich hatte dabei nie Probleme, bis ich eines Tages merkte, wie sich durch die Yoga-Praxis immer mehr Widerstände in mir aufbauten. Mein Kopf konnte nicht begreifen, warum etwas, was mir immer gutgetan hat und generell als gut für die Gesundheit gilt, nun nicht mehr richtig für mich sein sollte. Mein Kopf wehrte sich dagegen, diesem Impuls meines Körpers zu vertrauen. Als es immer schlimmer wurde, konnte ich irgendwann keinen Sport mehr machen. Nicht, weil ich faul geworden war oder sich der innere Schweinehund gemeldet hat, sondern weil ich wirklich tief im Inneren gemerkt habe, dass irgendetwas nicht stimmt. Jahre zuvor hatte ich dieses Gefühl schon einmal gespürt. Damals war ich in chiropraktischer Behandlung. Anfangs hatte es sich gut angefühlt, doch in meiner letzten Sitzung sträubte sich plötzlich alles gegen die Behandlung. Noch bevor der Chiropraktiker mich berührte, zog sich alles in mir zusammen. Das war damals meine vorerst letzte Behandlung, und ich begann mich auf die Suche nach einem sanfteren Weg zu machen. Ich fing an, meinem Körper zu vertrauen und landete schließlich bei der Osteopathie. Die osteopathischen Behandlungen waren deswegen so heilsam für mich, weil es eine äußerst sanfte Form der Körperarbeit war. Bei allem, was ich bis dato ausprobiert hatte, signalisierte mir mein Körper immer wieder, dass er sich nach weichen, sanften Methoden sehnt. Und so stand kein Joggen, kein Fahrradfahren und kein

Yoga mehr für mich auf dem Plan – und das für fast eineinhalb Jahre. Ich vertraute weiterhin der Körperweisheit in mir, und mithilfe der Osteopathie spürte ich, dass ich etwas in meinem Leben bewegen konnte. Dabei ging es aber nicht um Bewegung in Form von Sport, sondern um Bewegung auf einer tiefen Ebene. Es wurde etwas in mir berührt, was vorher eingefroren war.

Oft sehnte sich mein Körper einfach nur nach Ruhe und Erholung – und das war, nachdem was ich erlebt habe, auch völlig normal. Wenn wir unser ganzes Leben lang nur »funktionieren« oder uns ständig zwischen Flucht und Erstarrung hin- und herbewegen, dann ist es normal, dass wir erschöpft sind. Ein traumatisierter Körper steht automatisch unter einer hohen Anspannung, die wir im Alltag jedoch gar nicht als solche wahrnehmen. Denn diese Grundspannung äußert sich meist in Nackenschmerzen, Rückenschmerzen oder Kieferschmerzen. Um dem Schmerz zu entgehen, entwickeln wir eine Schonhaltung, die irgendwann normal für uns wird und dafür sorgt, dass wir nicht mehr unsere ursprüngliche Balance finden, sondern immer wieder zurück in diese Schonhaltung gehen, die uns ein Gefühl der Sicherheit vermittelt. Und so musst du neue, gesunde Haltungen langsam, Schritt für Schritt erlernen, damit sich dein Körper daran gewöhnen kann. Bitte lege jetzt für einen Moment eine Pause ein und frage dich:

»Was hilft mir dabei, meinen Impulsen zu vertrauen? Wer oder was kann mich dabei unterstützen?«

Wenn du traumatisiert bist, ist es besonders wichtig, dass du dich für sanfte Heilungsformen entscheidest, die zu dir passen. Denn ein seelisches Trauma zu erleiden, bedeutet auch, dass emotionale Grenzen überschritten werden. Deswegen solltest du Methoden wählen, die deine persönlichen Grenzen wahren. Nimm dir Zeit, statt den Fokus auf eine schnelle Heilung zu legen.

Wie du bereits auf Seite 75 im Kapitel »Seelische Wunden als Schattenthema« gelesen hast, verfällt ein traumatisierter Körper aus energetischer Sicht in eine Art Starre. Da wo eine Starre ist, fließt keine Energie mehr. Und genau diese festgefrorene Energie sorgt für vielfältige Probleme wie Kopf-, Nacken- oder Rückenschmerzen. Ich möchte dir an dieser Stelle noch mal ans Herz legen, zu verinnerlichen, dass Trauma eine körperliche Sache ist. Nur mit körperorientierten Ansätzen oder mit traumabewusster Arbeit kommen wir an die Stellen heran, die für unseren Verstand nicht erreichbar sind. Und das ist im Grunde genommen auch der Schlüssel zu deiner seelischen Ebene.

Das gesellschaftliche Problem, das ich sehe, besteht darin, dass viele Menschen traumatisiert sind, ohne es zu wissen. Unsere Gesellschaft ist so überlastet, weil wir ständig versuchen, unsere Probleme mit dem Verstand zu lösen. Denn für die meisten Menschen liegt die Verbundenheit mit sich selbst und anderen auf tiefer Ebene oftmals außerhalb ihrer Reichweite, sodass sie die Welt nicht als einen sicheren Ort empfinden können. Als hochsensibler Mensch wirst du von so vielen Gefühlen überwältigt, dass du dich meist lieber von deinem Körper und vom Fühlen abspaltest, um nicht weiter überlastet zu werden. Dies führt nur leider immer weiter dazu, dass sich die unverarbeitete Energie in deinem Körpersystem anstaut. Ein Teufelskreis, der auf lange Sicht zu jeglicher Form von Beschwerden führen kann. Dazu zählen auch Trauma-Folgestörungen wie Kopfschmerzen, Diabetes, Schilddrüsenerkrankungen und vieles mehr.

Es ist wichtig, dem Körper wieder Raum zu geben und ihm zu vertrauen. Wenn er dir zum Beispiel signalisiert: »Ich möchte gerade diese Form von Sport nicht machen«, weil du beim Joggen beispielsweise eine Erschütterung spürst – und das ist bei vielen traumatisierten Menschen der Fall – dann solltest du das Signal deines Körpers respektieren. Cardio-Training, bei dem die Herzfrequenz steigt, kann bei Traumatisierten zu einem Adrenalinschub führen. Adrenalin ist nicht immer negativ, aber es erinnert dein Nervensystem daran, dass dein Körper in einer bedrohlichen Situation sein könnte. Und so denkt dein Körper, er muss schnell Energie bereitstellen, damit du flüchten kannst. Deshalb ist es wichtig zu lernen, die Signale des Körpers wieder richtig einzuordnen.

Ich möchte dir gerne einige Inspirationen zu körperorientierten Ansätzen mit auf den Weg geben. Diese Liste ist sicherlich nicht vollständig, aber bietet dir eine gute Orientierung über verschiedene Methoden, die dich auf deinem persönlichen Weg der Heilung unterstützen können. Auf Seite 186 findest du noch eine etwas ausführlichere Erklärung zu den jeweiligen Methoden.

EMPFEHLUNGEN FÜR KÖRPERORIENTIERTE ANSÄTZE

- Bodywork
- Breathwork (»Atemarbeit«)
- EMDR (Eye Movement Desensitization and Reprocessing; auf deutsch: Desensibilisierung und Verarbeitung durch Augenbewegung)
- Heilpraktiker*in
- Körpertherapie
- NARM (Neuro Affective Relational Model; auf deutsch: Neuroaffektives Beziehungsmodell)
- Qigong
- Osteopathie
- Rolfing® (Strukturelle Integration als manuelle Körperarbeit)
- Schreibtherapie
- Somatic Experiencing (SE)® (auf deutsch: somatisches Erleben)
- Therapie mit Tieren
- Therapeutisches Boxen
- Therapeutisches Malen
- Therapeutisches Tanzen
- Traumatherapie
- Traumasensibles Coaching
- Traumasensible Massage
- Traumasensibles Yoga
- Trauma Release Exercises

SELBSTVERBINDUNG – EINE REISE ZUR SELBSTWAHRNEHMUNG

Auf deinem Weg der Heilung ist es wichtig, wieder eine gesunde Beziehung zu deinem eigenen Körper herzustellen. Traumatische Erfahrungen und auch die Art und Weise, wie wir in der westlichen Gesellschaft leben, können dazu führen, dass wir uns von unserem Körper entfremden. Manchmal lassen wir uns von der Angst überrollen oder versuchen, unsere Erfahrungen und Empfindungen zu verdrängen, um mit der Reizüberflutung klarzukommen. Letzten Endes sind das alles nur Schutzmechanismen unseres Körpers. Ab jetzt darfst du einen neuen mutigen Schritt wagen und in deinem Körper wieder einen Verbündeten finden, der dich sicher durch dein Leben trägt. So wird dein Körper nicht nur zum Symptomträger, sondern vor allem zu deinem inneren Kompass.

» NUR WENN DU DICH **SICHER**
IN DEINEM **KÖRPER**
FÜHLST, KANNST DU **GESUNDE**
ENTSCHEIDUNGEN FÜR DICH
TREFFEN! «

In unserer schnelllebigen Welt wirst du als feinfühliger Mensch unweigerlich mit so vielen Dingen konfrontiert, dass du leicht die Verbindung zu dir selbst verlieren kannst. Und so kommt es nicht selten vor, dass du Signale und Bedürfnisse deines Körpers ignorierst, um den Erwartungen der Außenwelt gerecht zu werden. Viele Menschen wählen hier den Zustand der sogenannten Dissoziation, indem sie aus ihrem Körper flüchten, weil die Gefühlszustände in diesem Moment nicht zu bewältigen sind. Und genau dieser Zustand ist es, der deine Heilung blockiert. Die Wiederherstellung der Verbindung zu deinem Körper beginnt damit, ihm wieder Aufmerksamkeit zu schenken und seine Signale wahrzunehmen. Der erste Schritt könnte heute für dich darin bestehen, einfach die Augen für einen kurzen Moment zu schließen und dich zu fragen:

»Was nehme ich wahr?«

Diese Übung unterbricht den Kontakt mit der Außenwelt und führt dich sanft in die Innenwelt. Sie dauert nur ein paar Sekunden und du kannst sie jederzeit abbrechen, wenn du dich dabei unwohl fühlst. Ich habe bei dieser Übung Folgendes festgestellt: Zu Beginn fiel es mir schwer, zu beschreiben, wie sich mein Körper anfühlt, weil ich mich so weit von ihm entfremdet habe. Doch bereits nach einigen Tagen konnte ich meine Körperempfindungen wahrnehmen. Mir fiel auf, dass meine Hand oft kalt war oder dass mein Kopf glühte. Und genau das ist ein guter Ansatzpunkt, um später dann auf die Körperempfindungen reagieren zu können. Das Problem ist jedoch, dass diese Zustände zur Normalität geworden sind. Sie begleiten uns tagtäglich und werden deswegen nicht mehr hinterfragt. Man könnte fast sagen, dass sie zum Teil unserer Identität werden. Früher oder später nehmen wir die damit einhergehenden Schmerzen einfach hin, anstatt ihnen auf den Grund zu gehen oder etwas zu verändern.

Wenn du beginnst, dich mit deinem Körper wieder zu verbinden, kann sich das zunächst ungewohnt oder negativ anfühlen. Denn viele Menschen haben diese Selbstverbindung verlernt und sind bereits jahrelang von ihrem Körper entfremdet. Dein Nervensystem wird diese Veränderung vorerst als Bedrohung einstufen, und so kann es passieren, dass du schnell wieder in deine alten Muster flüchtest. Ich empfehle dir daher, dass du Übungen zur Selbstverbindung achtsam und in deinem Tempo durchführst. Nimm dir genügend Zeit für diesen Prozess und beginne in kleinen Schritten, die du allmählich immer weiter ausweiten darfst. Die Verbindung zu deinem eigenen Körper ist ein wichtiger Bestandteil deines Heilungsprozesses. Denn erst dann kannst du auf bestimmte Zustände reagieren und etwas nachhaltig verändern. Oft wird dieser wichtige Schritt vergessen, und wir versuchen auf direktem Wege das Nervensystems zu regulieren. Dabei ist es ganz wichtig, dass du dir zuerst die Zeit nimmst, wieder in deinem Körper anzukommen und dich dort zu Hause zu fühlen, ohne dich zu überfordern.

DENK DRAN: Wenn du dich nicht sicher fühlst, wirst du immer wieder versuchen, die Sicherheit im Außen zu finden. Doch es ist deine Aufgabe, dich sicher in deinem Körper zu fühlen. Denn nur aus diesem Zustand heraus kannst du gute und gesunde Entscheidungen für dich treffen!

Um ein besseres Verständnis davon zu bekommen, werde ich dir jetzt zeigen, wie es sich anfühlt, wenn du mit dir selbst verbunden bist oder wenn du zu »verkopft« bist, um dich zu verbinden. Das hilft dir dabei, deinen Istzustand zu erkennen: Im Zustand des »Verkopft-Seins« erlebst du viele Ängste, Sorgen und Zweifel. Deine Gedanken pendeln ständig hin und her zwischen Vergangenheit und Zukunft, begleitet von einer konstanten Unruhe. Dadurch fehlen dir die Konzentration und der Fokus, und du lässt dich leicht ablenken. Es fühlt sich so an, als würdest du neben dir stehen. Im Gegensatz dazu ist das Gefühl der Selbstverbundenheit von einer tieferen Präsenz geprägt. Du bist im Hier und Jetzt verankert, erlebst eine innere Erdung und spürst eine tiefere Verbindung zu dir selbst. Für manche Menschen fühlt es sich so an, als würde sie etwas nach »unten« ziehen. Du nimmst die Schwerkraft auf positive Art und Weise wahr und erlebst ein intensives Gefühl der Verbundenheit mit deinem eigenen Sein und deiner Umwelt. Diese Selbstverbindung ermöglicht es dir, deinen Körper bewusst zu spüren. Dieser Zustand ermöglicht es dir, die Fähigkeit zu entwickeln, Gegebenheiten ohne Widerstand anzunehmen und zu akzeptieren. Es entsteht eine Offenheit für neue Erfahrungen und eine Bereitschaft, dich den Veränderungen des Lebens zu stellen. Flexibilität wird zu einer »Schlüsselqualität«, da du in der Lage bist, auf verschiedene Situationen mit Anpassungsfähigkeit und Gelassenheit zu reagieren.

Manchmal ist es nicht so einfach, unsere Körperempfindungen zu erkennen, wenn uns das Bewusstsein fehlt. Meist läuft dann ein Automatismus ab, der uns beschützen möchte. Wir reagieren zum Beispiel völlig unangemessen auf Situationen und merken erst später, dass unsere Reaktion nicht »normal« war. Um diese Überreaktion zu vermeiden, ist es wichtig, die Verbindung zum Körper wieder herzustellen und ein Gefühl dafür zu entwickeln, was sich in deinem Körper abspielt. Ich möchte dir hier ein paar Körperempfindungen aufzeigen, die darauf hinweisen, dass du dich in einem Zustand der Disbalance bewegst, in dem du deine Gefühle nicht mehr verarbeiten kannst:

- Kopf: Druckgefühl, Spannungskopfschmerzen, Hitze, Surren im Kopf
- Augen: verschwommenes Sehen, Lichtempfindlichkeit
- Nacken: Steifheit, Verspannungen
- Schultern: Schweregefühl, Verspannungen, Enge
- Brust: Druck, Beklemmung, Schwere
- Bauch: Magenkrämpfe, Übelkeit, Druckgefühl
- Rücken: Schmerzen, Verspannungen
- Arme: Kribbeln, Taubheitsgefühle
- Hände: Zittern, Schwitzen
- Gesicht: Hitze, Kälte, Kribbeln
- Beine: Schwache oder schwere Beine, Zucken
- Füße: Kälte, Wärme, Kribbeln
- Atmung: flache Atmung, Atemnot
- Mund: Trockenheit
- Haut: Juckreiz, Brennen, Kribbeln
- Sinnesorgane: Überempfindlichkeit gegenüber Geräuschen, Licht oder Berührungen
- Psyche: Gefühl der Entfremdung, Angst, Rastlosigkeit
- Schlaf: Albträume, Schlaflosigkeit

Ich erinnere mich noch gut daran, als ich bemerkt habe, dass Dinge, die völlig »normal« für mich waren, sich nicht mehr »normal« angefühlt haben. All das, was sich über die Jahre an unverarbeiteten Emotionen in mir angesammelt hatte, drohte zu explodieren. Als Erstes meldete sich bei mir damals die Wut und wurde immer stärker. Kein Wunder! Denn Wut zeigt dir, wo Grenzen überschritten werden. Wenn du dich also auf die spannende Reise der Selbstverbindung begibst, dann wird dein Körper wieder mit dir kommunizieren – üblicherweise in Form von Emotionen. Und so war die Wut ein wochenlanger Begleiter auf meiner Heilungsreise. Es kam nicht nur die Wut über die etlichen Grenzüberschreitungen und den jahrelangen emotionalen Missbrauch an die Oberfläche, sondern vor allem auch die Wut über die Dinge, die »nicht geschehen« waren. Denn das, was uns wirklich daran hindert, ein erfülltes Leben zu führen, ist nicht nur das, was uns traumatisiert hat, sondern auch das, was wir nie bekommen haben. Was ich damit konkret meine? Liebe, Verlässlichkeit, Sicherheit, Ehrlichkeit.

Auch diese Erkenntnis kann auf einmal auftauchen und dich wütend machen. Und das ist vollkommen in Ordnung. Irgendwann wird die Wut weichen und der Trauer einen Platz einräumen – und das ist der Punkt, wo die Magie beginnt.

Der Trauerprozess ist entscheidend für die Heilung, da Trauer eine natürliche Reaktion unseres Systems auf Verlust oder Trauma darstellt. Nur durch diesen Trauerprozess können wir uns erneut mit uns selbst und den positiven Aspekten des Lebens verbinden. Häufig verbirgt sich unter der Trauer jedoch noch eine Vielzahl anderer Emotionen, die deine Aufmerksamkeit erfordern. Dieser Prozess wird unterbrochen, wenn wir wieder versuchen, unsere Gefühle zu »intellektualisieren«. Das bedeutet, wir nehmen Konflikte rational und logisch betrachtet wahr, statt emotional. Diese emotionale Distanz ist ein normaler Überlebensmechanismus aus der Kindheit, der den Sinn erfüllt, sich nicht mit unangenehmen Gefühlen auseinandersetzen zu müssen und stattdessen die Sicherheit im Kopf zu finden, aber sie blockiert leider die Heilung. Es ist schlicht und ergreifend nicht möglich, Emotionen rein durch den Verstand zu verarbeiten – auch wenn wir es täglich versuchen. Stattdessen ist es essenziell, Emotionen zuzulassen, bewusst zu spüren und durch natürliche Bewegungen durch den Körper fließen zu lassen. Im Verlauf unseres Lebens neigen wir jedoch dazu, den Prozess des Fühlens zu unterbrechen. Dadurch bleiben diese Emotionen im System stecken und werden dort festgehalten. Dein Körper ist intelligent und wartet förmlich darauf, diese aufgestaute Energie durch Trigger freizusetzen. Doch nur wenige Menschen erkennen, dass diese emotionalen Überreaktionen oft auf im Körpersystem gespeicherte Erinnerungen aus ihrer Kindheit zurückzuführen sind. Auch ich habe mich lange dagegen gewehrt, diese Gefühle zuzulassen. Ich habe immer wieder versucht, sie mit dem Verstand zu lösen. Erst als ich durch verschiedene Übungen eine sichere Körperverbindung hatte, war ich in der Lage, die Gefühle einfach da sein zu lassen, ohne sie zu bewerten oder erklären zu wollen. Sei also bitte nicht so hart zu dir selbst, wenn die ersten Versuche scheitern. Erinnere dich daran, dass dieser Prozess nicht nur Zeit, sondern auch Mitgefühl und Übung benötigt.

Um die Selbstverbindung zu vertiefen, möchte ich dir gerne die folgenden Journalfragen mit auf den Weg geben. Sie helfen dir dabei, mehr darüber zu erfahren, wie du in verschiedenen Situationen reagierst. Nimm dir genügend Zeit für diese Selbstreflexion und notiere dir deine Antworten in dein Journal.

JOURNALFRAGEN ZUR SELBSTVERBINDUNG

1. Wie empfindest du aktuell deine Beziehung zu deinem eigenen Körper?
2. In welchen Situationen fühlst du dich entfremdet?
3. Gibt es Körpersignale oder Bedürfnisse, die du möglicherweise ignorierst?
4. In welchen Momenten hast du das Gefühl, dass du dich aus der Außenwelt zurückziehen musst?
5. Welche Schritte könntest du unternehmen, um wieder in die Verbindung mit deinem Körper zu kommen? Gibt es spezifische Übungen oder Aktivitäten, die dir dabei helfen könnten?
6. Wann oder in welchen Situationen fühlst du dich besonders lebendig?

» **TRAUMATISCHE FREQUENZEN** WANDERN SO LANGE HERUM, BIS SIE AN EINEN **SICHEREN** ORT KOMMEN, WO SIE **FRIEDEN** FINDEN. «

DIE REGULATION DES NERVENSYSTEMS

Der Schlüssel zu fast allen Herausforderungen, mit denen du konfrontiert bist, ist das Nervensystem. Denn das Nervensystem ist die »Quelle der Gesundheit«. Und die Regulation des Nervensystems ist genau das, was fehlt, wenn wir traumatisiert worden sind. Wenn du nie eine Co-Regulation (siehe Seite 86) durch deine Eltern erfahren hast, weil deine Eltern nicht auf deine Bedürfnisse eingegangen sind, dann muss die Selbstregulationsfähigkeit gestärkt werden. Denn aus der Co-Regulation erlernen wir die Selbstregulation. Zum Glück ist es nie zu spät dafür. Die Selbstregulation ist der Schlüssel, um als hochsensible Person gut und stabil durchs Leben zu kommen oder sich vom langen Schatten der Vergangenheit zu befreien. Durch unsere feinen Antennen sind wir nämlich ständig in der Außenorientierung. Deswegen erscheint uns das Außen auch sehr oft machtvoller als wir selbst. Wir vergessen, dass es noch etwas anderes gibt außer der Außenwelt. Wenn ein Baby schreit und es gleich Beachtung bekommt, indem es auf den Arm genommen wird, dann erfährt das Baby Sicherheit und eine Co-Regulation über die Eltern. Es spürt, dass auf seine Bedürfnisse eingegangen wird und macht positive Bindungserfahrungen. Vielleicht hast du bisher versucht, diese Sicherheit im Außen zu finden. Denn genau das passiert, wenn wir sie im Inneren nicht spüren oder nicht herstellen können, weil wir keine oder kaum Co-Regulation in unserer Kindheit erfahren haben. Die gute Nachricht ist: Du kannst deine Selbstregulationsfähigkeit stärken und somit die Sicherheit wieder herstellen. Es ist also nicht zu spät dafür.

Ich möchte dir in diesem Buch spezifische Werkzeuge mit an die Hand geben, die dir dabei helfen, dein Nervensystem zu regulieren, falls du dich zu sehr von äußeren Einflüssen und Emotionen steuern lässt. Denn wenn du diese Emotionen nicht regulierst, können sie eine Bedrohung für dein Nervensystem darstellen.

Lass mich dir folgendes Beispiel geben: Nachkriegsgenerationen, wie vermutlich auch deine Eltern, sind oft stark traumatisiert. Wenn deine Eltern ihr Trauma nicht auflösen konnten, werden sie es sehr wahrscheinlich an dich weitergegeben haben. Wenn du hochsensibel bist, spürst du die seelischen Wunden deiner Mutter – auch, wenn du selbst keinen Bezug zu ihrem Trauma hast. Trotzdem erlebst du es, als wäre es dein eigenes Trauma. Zumindest spürst du die Folgen davon. Da du als Kind diese Frequenzen noch nicht zuordnen konntest und nicht wusstest, dass es sich um fremde Frequenzen handelt, sind sie Teil deiner Identität geworden. Und so wandern sie ständig von Generation zu Generation weiter, bis jemand die Kapazität hat, durch eine gute Selbstverbindung diese Frequenzen zu regulieren und den Kreis zu durchbrechen (Cycle Breaker; siehe Seite 26).

Du fragst dich nun sicherlich: »Was kann mich dabei unterstützen, mich selbst zu regulieren?« Wenn du innerlich aufgewühlt bist, besonders dann, wenn du keine sicheren Bezugspersonen in deiner Umgebung hast, empfehle ich dir, in den Kontakt mit einem Tier zu gehen. Tiere können uns dabei helfen, uns zu regulieren. Falls deine eigenen Tiere selbst traumatisiert oder schwierig im Umgang sind, suche dir am besten ein Tier von einem vertrauten Freund. Co-Regulation bedeutet, dass es eine externe Quelle gibt, die uns dabei hilft, uns zu beruhigen und Sicherheit zu vermitteln und somit das Nervensystem zu regulieren. Die Co-Regulation gelingt also am besten mit sicheren Tieren, sicheren Menschen oder in einer heilsamen Umgebung wie beispielsweise beim Waldbaden.

Wie bereits auf Seite 90 möchte ich dir auch hier noch einmal das bestärkende Mantra mit auf den Weg geben, das mir immer dann geholfen hat, wenn ich mich in einer bestimmten Situation unsicher gefühlt habe. Wiederhole folgenden Satz innerlich immer wieder, wenn du das Gefühl hast, dass dich Menschen umgeben, die nicht sicher (also nicht reguliert) und im Überlebensmodus sind:

»Ich bin die sicherste Person im Raum.«

Wenn sich Menschen durch Alkohol, Drogen, zu viel Fernsehen oder übermäßige Social-Media-Nutzung ablenken und du das Gefühl hast, diesen fremden Energien ausgeliefert zu sein, ist es deine Aufgabe, die sicherste Person im Raum zu sein. Dieses Gefühl gibt dir eine unglaubliche Kraft. Dadurch stärkst du automatisch deine Selbstverbindung, weil es den Fokus nach innen richtet, anstatt nach außen. In unserer Gesellschaft haben leider viele Menschen kein angepasstes Nervensystem und wissen nicht, wie sie sich regulieren können, daher kompensieren sie es mit verschiedenen Süchten wie Spielsucht, Alkohol, Süßigkeiten und dergleichen. Wir dürfen lernen, wie wir Schritt für Schritt diese Kompensationsstrategien reduzieren, um wieder zu uns selbst zurückzufinden. Wenn du die Kraft hast, dich zu erden und weißt, wie du dich in schwierigen Situationen regulieren kannst, dann geschieht Magie. Dann bist du in deiner Kraft, und nichts kann dich so leicht aus der Bahn werfen.

Trauma ist immer auch eine körperliche Angelegenheit. Das bedeutet, dass wir den Körper auf dem Heilungsweg integrieren müssen. Das ist auch der Grund, warum Meditationen bei Traumatisierungen manchmal nicht helfen. Statt unser Nervensystem von einem übererregten Zustand in einen entspannten Modus zu bringen, können Meditationen sogar genau gegenteilig wirken und Stress in uns auslösen, weil wir ruhig liegen oder sitzen »müssen«. Körperarbeit hingegen kann sehr hilfreich sein und ist essenziell, um ein Gefühl von Sicherheit und Verbundenheit zu erreichen. Es gibt Menschen, die sich auf diese Art der Therapie spezialisiert haben und es lohnt sich, in solche Therapieformen zu investieren. Ich bezeichne sie auch gerne als »Hebammen für Heilung«.

Du solltest wissen, dass dich dein Ego manchmal versucht, vor diesen tiefgreifenden Veränderungen abzuhalten. Es ist eine Art Schutzmechanismus. Denn dein Verstand liebt es, weiterhin im Außen nach Erklärungen und Sicherheit zu suchen. Hier begibst du dich aber in einen Teufelskreis, weil sich das Problem nicht lösen wird. Warum? Das Problem ist körperlich. Wenn es also darum geht, sich vom langen Schatten der Vergangenheit zu befreien, dann geht es um unverarbeitete Emotionen, die gelöst werden wollen. Und dein Körper als Träger der emotionalen Welt ist letztendlich ein unbewusster Anteil. Das macht es auch so schwierig für uns, diesen Teil zu erreichen. Natürlich kann die Arbeit mit dem Verstand für »Aha«-Momente sorgen und dich weiterbringen, aber du kannst dadurch deine Probleme nicht in der Tiefe lösen. Denk immer daran, dass du deinen Körper bewohnst und er deine Beachtung verdient.

WEITERE WOHLTUENDE INSPIRATIONEN FÜR DEIN NERVENSYSTEM

In Situationen, in denen wir Fremdenergien aufsaugen, neigen wir dazu, auch die Atmung der anderen Person zu adaptieren und zum Beispiel flacher zu atmen. Ein flacher, kurzer Atem ist jedoch kontraproduktiv für ein entspanntes Nervensystem. Beobachte mal, wenn du mit anderen Personen zusammen bist, wie sich dein Atem anfühlt. Folgende Maßnahmen können dir zudem bei der Regulation deines Nervensystems helfen:

- Räuchern und Aromaöle
- Waldbaden oder Spaziergänge – gerne auch mit einem Tier
- Tiefe Bauchatmung: Lege dafür unterstützend deine Hände auf den Unterbauch und spüre wie der Atem tief und lang in den Bauch ein- und ausströmt. Ein ruhiger, tiefer Atem hilft dir dabei, dein Nervensystem zu regulieren.
- Barfuß laufen
- Im Raum orientieren und gedanklich mindestens drei Dinge aufzählen, die du siehst

WARUM REGULATION NICHT DASSELBE IST WIE ENTSPANNUNG

Wenn Menschen das erste Mal von der Nervensystem-Regulation hören, denken sie, dass sie sich einfach nur entspannen müssen. Und einige sagen, dass sie doch schon einiges in ihrem Leben integriert haben, was sie »eigentlich« entspannen sollte. Ja, auch ich habe jahrelang Yoga gemacht, aber das hat nichts daran verändert, dass ich immer wieder traumatische Erfahrungen gemacht habe und nicht in der Lage war, flexibel auf die Umwelt zu reagieren. Bei der Regulation des Nervensystems geht es nicht nur darum, sich zu beruhigen oder starke Gefühle »wegzuregulieren«. Zwar können Dinge wie Meditation, Yoga oder ein Spaziergang grundsätzlich für Entspannung sorgen, aber nicht die Fähigkeit verbessern, mit stressigen oder traumatischen Erfahrungen umzugehen.

Bei der Regulation des Nervensystems lernen dein Gehirn und dein Körper auf die Geschehnisse des Lebens in einer angemessenen Weise zu reagieren, ohne ständig überwältigt zu werden. Es geht darum, die Fähigkeit zurückzuerlangen, aus der Übererregung, wenn wir mit intensiven Gefühlen oder Stress konfrontiert worden sind, wieder in den Normalbereich zurückzukehren (siehe Seite 71, Stresstoleranzfenster). Anders als der »gelegentliche Zustand der Entspannung« durch Meditation und Co. ist die Nervensystem-Regulation eine Fähigkeit, die wir in unserer Kindheit durch unsere Eltern über die Co-Regulation erlangen sollten. Wenn jedoch keine Co-Regulation stattgefunden hat, haben wir nie gelernt, uns selbst über unser Nervensystem zu regulieren.

» ES LIEGT IN DEINER **VERANTWORTUNG**, DAFÜR ZU SORGEN, DASS DU WIEDER MIT DEINEM KÖRPER **VERBUNDEN** BIST UND VERSTEHST, WAS DEIN KÖRPER DIR MITTEILEN MÖCHTE. «

LEBEN STATT ÜBERLEBEN

Die meisten Menschen befinden sich unbewusst im Überlebensmodus und betrachten diesen als »normal«. Diese Mentalität ist in unserer Gesellschaft leider weitverbreitet. Es ist eine Art Lebensstil geworden, der geprägt ist von Erschöpfung und Depressionen. Der Überlebensmodus schränkt jedoch unsere Lebensqualität stark ein, ohne dass wir uns dessen selbst bewusst sind. Symptome, die damit einhergehen, sind beispielsweise Schlafstörungen, Albträume, erhöhte Reizbarkeit und Schreckhaftigkeit, Gewichtszunahme, Kieferschmerzen, Schulter- und Nackenverspannungen sowie Probleme im Hüft- und Rückenbereich. Diese Symptome sind Anzeichen dafür, dass das Nervensystem bereits längere Zeit dysreguliert ist und du ihm bisher nicht helfen konntest, wieder in einen gesunden Bereich zu gelangen. Es ist wichtig, diese Symptome nicht als normal anzusehen, sondern ihnen auf den Grund zu gehen und sie als Signale unseres Körpers zu verstehen. Es liegt in deiner Verantwortung, dafür zu sorgen, dass du wieder mit deinem Körper verbunden bist und verstehst, was dein Körper dir mitteilen möchte. Wenn du die Signale zu lange ignorierst, dann kann es passieren, dass du in Situationen schnell überreagierst, gestresst, gereizt oder schreckhaft bist und alltägliche Aufgaben dir schwerfallen. Daher ist es wichtig, auf die Signale zu reagieren und Maßnahmen zu ergreifen, um dein Wohlbefinden zu verbessern und dein Nervensystem zu regulieren.

Wenn du in einem extrem stressigen Umfeld aufgewachsen bist, beispielsweise mit narzisstischen Eltern, dann können belastende Phasen im Leben, wie der Verlust eines Jobs oder das Ende einer Beziehung, zu einer Wiederholung der damaligen Stressmuster führen. Diese Muster sind oft mit unverarbeiteten Emotionen und Traumata verbunden. Die Kompensationstechniken, die wir uns dann im Laufe der Jahre zu eigen machen, sind Versuche unseres Körpers, uns vor unverarbeiteten Emotionen und Traumata zu schützen. Wenn du also feststellst, dass du im Überlebensmodus steckst, möchte ich dir gerne die Hand reichen. Ich möchte dich damit nicht verurteilen, denn vielen Menschen geht es genauso wie dir. Wir müssen aber beginnen, darüber zu sprechen. Gerade, weil dieser Zustand »nicht normal« und vor allem nicht gut für deine Gesundheit ist.

Hochsensible Menschen haben oft das Problem, dass sie sich abends noch lange damit beschäftigen, die Geschehnisse des Tages durchzugehen. Ich bin davon überzeugt, dass diese Dinge oft mit einem dysregulierten Nervensystem zusammenhängen. Statt sich selbst zu sagen: »Ich bin halt hochsensibel«, sollten wir uns aktiv damit auseinandersetzen und uns Hilfe suchen, um unser Verhalten zu ändern. Unser Nervensystem ist dann nicht mehr in der Lage, Emotionen in gesundem Maße zu regulieren. Wir haben uns daran gewöhnt und uns damit abgefunden, mit dieser Reizüberflutung zu leben. Langfristig führt dies jedoch zu einem Energiemangel und gesundheitlichen Problemen. Deshalb ist es wichtig zu verstehen, wie unser Nervensystem (siehe Seite 48 und 105) funktioniert, was eine Dysregulation des Nervensystems bedeutet und warum wir uns um unsere Nervenregulationsfähigkeit unbedingt kümmern sollten.

BOTSCHAFTEN DER SEELE VERSTEHEN

Mit »Botschaften der Seele« meine ich, dass dein Körper ständig über bestimmte Symptome und Körperempfindungen mit dir Kontakt aufnimmt. Viele Erkrankungen entstehen nicht nur, weil du ein schwaches Immunsystem hast, sondern gerade die unerklärlichen Symptome können ein Resultat eines chronisch dysregulierten Nervensystems sein. Da deine Vergangenheit einen erheblichen Einfluss darauf hat, wie du auf das Leben reagierst, bleibt ein Teil von dir in genau dieser Vergangenheit stecken. Deine Symptome sind ein Signal deines Körpers, dass du etwas verändern solltest. Ich möchte dir in diesem Abschnitt gerne die Signale bestimmter Körperpartien aufzeigen, die sich am meisten zeigen, wenn wir traumatisiert wurden. Es geht vor allem um den Kiefer, den Schulter-Nacken-Bereich, den Rücken und die Hüfte. Allgemein spricht man davon, dass Schmerzen in diesen Bereichen, die länger als drei Monate andauern, oft die Folge von einem energetisch gespeicherten Trauma sind. Bitte bedenke aber: Wenn du starke Schmerzen hast, ist es selbstverständlich immer ratsam, professionelle Hilfe in Betracht zu ziehen.

DER KIEFER

Wenn wir Stress empfinden oder Traumatisierung erleben, spannen wir oft unbewusst den Kieferbereich an und pressen Ober- und Unterkiefer zusammen. Menschen, die nachts mit den Zähnen knirschen, kennen das vielleicht. Das ist ein Zeichen dafür, dass du versuchst, im Schlaf den Stress (oder ein ungelöstes Trauma) zu verarbeiten. Aus der energetischen Sichtweise geht es bei diesen Themen darum, dass du dich nicht richtig ausdrücken kannst und deshalb die Zähne zusammenbeißt, anstatt etwas zu sagen. Oder dass deine Grenzen ständig überschritten wurden. Dies führt unweigerlich dazu, dass du Wut empfindest, aber diese vermutlich nicht ausreichend ausdrücken kannst, um Grenzen zu setzen. Du unterdrückst auf diese Weise also viele Emotionen. Menschen, die »People Pleaser« sind – also immer versuchen, anderen zu gefallen –, tendieren dazu, sich im Kieferbereich zu verspannen. Ebenso Menschen, die unter dem »Good Girl Syndrom« leiden. Also diejenigen, die dazu erzogen wurden, immer lieb und nett zu sein und zu »funktionieren«, ohne wirklich ihre eigenen Gefühle ausdrücken zu dürfen. Beobachte einmal, ob du anfängst den Ober- und Unterkiefer aufeinander zu pressen, wenn du das nächste Mal Kontakt mit deiner Familie hast. Das kann dir helfen, Bewusstsein dafür zu schaffen. Besonders dann, wenn du in einer dysfunktionalen Familie aufgewachsen bist. Wenn du bemerkst, dass du deinen Kiefer verspannst, versuche diesen Bereich bewusst wieder zu entspannen.

DIE SCHULTERN

Verspannungen im Schulterbereich stehen im Zusammenhang mit Menschen, die viele Aufgaben übernehmen. Doch meistens sind diese Aufgaben gar nicht ihre eigenen und so tragen sie »gerne« die energetischen Päckchen einer anderen Person gleich mit. Im Schulterbereich geht es also um das Thema, dass wir zu viel Verantwortung übernehmen. Menschen, die emotional unreife Eltern hatten und aufgrund dessen jetzt einen »Retterkomplex« oder ein »Helfersyndrom« entwickelt haben, versuchen immer allen zu helfen und übernehmen dabei viel zu viel Verantwortung, anstatt sich um sich selbst zu kümmern. Das zeigt sich dann darin, dass sie Meister im Multitasking sind. Diese Menschen haben in schwachen Momenten das Gefühl, dass das Leid der gesamten Welt auf ihren Schultern lastet.

JOURNALFRAGEN ZUR SELBSTREFLEXION

Diese Fragen können ein guter Startpunkt sein, um tiefer in die Selbstreflexion und Heilungsarbeit einzusteigen.

- Welche Situationen oder Beziehungen lösen bei mir ein Gefühl des Drucks oder der Unterdrückung aus?
- Welche Verantwortung trage ich in meinem Leben, die mich stark belastet?
- Wie reagiert mein Körper auf Stresssituationen, die im Zusammenhang mit Überverantwortung stehen?
- Welche Themen aus meiner Vergangenheit oder meiner Ahnenlinie sind mir bekannt?

DER NACKEN

Der Nacken ist das Bindeglied zwischen Kopf und Rumpf und spielt eine wichtige Rolle bei der Regulation des Nervensystems und somit der Selbstregulation. Hier geht es um Flexibilität in dem Sinne, dass du flexibel auf das Leben reagieren kannst. Viele Menschen, die perfektionistisch sind oder eine starre Haltung haben, bekommen häufig Probleme im Nacken. Bei einer Traumatisierung kann es zum »Freeze-Modus» (siehe Seite 75) kommen. Im Freeze-Modus erstarren wir und haben das Gefühl, nichts mehr tun zu können. Oft verbunden mit Schwierigkeiten, aufzustehen oder Entscheidungen zu treffen. Dies kann sich auch im Nackenbereich durch Steifheit widerspiegeln – die »Nackenstarre« ist repräsentativ für diesen »Erstarrungsmodus«.

DER RÜCKEN

Der Rücken steht oft in Verbindung mit der Vergangenheit und der Unterstützung, die wir im Leben erhalten haben. Hier zeigt sich die Sinnhaftigkeit des Ausdrucks »jemandem den Rücken stärken«. In einigen spirituellen Traditionen wird angenommen, dass Rückenschmerzen mit Themen aus der Vergangenheit, der Ahnenlinie oder Reinkarnationen in Verbindung stehen. Rückenschmerzen können dementsprechend mit »karmischen« Belastungen aus vergangenen Leben in Zusammenhang gebracht werden. »Karma« bezeichnet dabei ein Konzept, nach dem jede Handlung – physisch wie geistig – unweigerlich eine Folge hat. Zusammenfassend deuten Schmerzen und Verspannungen im Rückenbereich darauf hin, dass alte Traumata oder ungelöste Probleme aus vergangenen Leben noch bereinigt werden müssen. Das kann sich zum Beispiel auch durch eine gekrümmte Körperhaltung zeigen.

DIE HÜFTE

Der Hüftbereich ist der Lagerort für alte Traumata und tiefe Emotionen. Dieser Bereich wird auch mit seelischen Wunden aus der Kindheit in Zusammenhang gebracht. Hier spielt der »Musculus iliopsoas«, umgangssprachlich »Psoas« oder »Seelenmuskel«, eine wichtige Rolle. Er verbindet die Wirbelsäule mit dem Oberschenkelknochen und ist eng mit körperlichen und emotionalen Reaktionen auf Stress und Traumata verbunden. Der Psoas wird auch als Kampf- oder Fluchtmuskel bezeichnet. Wenn wir uns einer Bedrohung ausgesetzt fühlen, zieht sich der Psoas als Vorbereitung zur Flucht oder für den Kampf zusammen. Die Problematik besteht nun darin, dass sich unser Nervensystem heutzutage oft bedroht fühlt und dass wir diese Anspannung in der Regel nicht lösen können. Somit sind wir unbewusst dauerhaft im Überlebensmodus von Flucht oder Kampf. Du kannst dir sicherlich vorstellen, dass aus diesem Modus heraus ungesunde Verhaltensweisen entstehen, die uns unbewusst im Alltag steuern. Ein einfaches Beispiel dafür wäre, dass du dich in einer Situation sofort angegriffen fühlst, obwohl dein Gegenüber dich gar nicht angreifen wollte. In diesem Fall ist es besonders wichtig, sich nicht nur selbst zu reflektieren, sondern dem Körper beizubringen, wie man auf Stressreaktionen anders reagiert. So darfst du nun lernen, nicht sofort unreflektiert reaktiv zu sein, sondern erst einmal eine Pause einzulegen, auszuatmen, dich vielleicht kurz durchzuschütteln und dann auf die Situation zu reagieren.

UNGESUNDE VERHALTENSWEISEN VERSTEHEN

Warum reagieren wir auf bestimmte Situationen im Alltag manchmal anders, als wir es uns wünschen? Was ist die Wurzel unserer »ungesunden« Verhaltensweisen? Oft können wir es uns nicht erklären, woher unsere Verhaltensweisen kommen. Erst wenn wir die unbewusste Ebene und somit die Sprache unseres Nervensystems verstehen, wird uns klar, weshalb wir so reagieren, wie wir reagieren – und was sich tatsächlich dahinter verbirgt.

Wenn du in der Kindheit traumatisiert worden bist und in zahlreichen Facetten Hochstress erfahren hast, der nicht verarbeitet werden konnte, kann es sein, dass dein Nervensystem so stark überfordert war, dass es nicht wieder zurück in den Normalzustand gefunden hat. Die damaligen Überflutungszustände und die Nicht-Verarbeitung des chronischen Stresses sorgen dafür, dass du immer noch in Alarmbereitschaft bist. Wenn du nie gelernt hast, wie du wieder zurück in die Balance findest, nimmst du diesen Modus aus deiner Kindheit mit in dein Erwachsenenleben.

Als ein »soziales Chamäleon« oder ein »People Pleaser«, das oder der mehr »Ja« als »Nein« sagt, sich immer anpasst und dabei die eigenen Bedürfnisse hintanstellt, wirst du höchstwahrscheinlich in der Kindheit die Erfahrung gemacht haben, dass deine Bedürfnisse nicht erfüllt worden sind. Diese Form von ungelöstem, unsichtbarem Kindheitstrauma begleitet dich bis heute, sodass du innerhalb deines Körpersystems in der Situation von damals immer noch gefangen bist. Als Folge deines Traumas fühlst du dich nicht sicher damit, deine Bedürfnisse auszudrücken. Solange dein Trauma nicht geheilt ist, stellt es eine Bedrohung für dich dar, wenn es darum geht, deine Bedürfnisse zu äußern, und signalisiert deinem Nervensystem: »Alarm!«. Dabei geht es vor allem um Bedürfnisse des Gesehen- und Gehörtwerdens, also um Bedürfnisse, die in einer gesunden Beziehung zu deinen Bindungspersonen vorhanden sein sollten und lebenswichtige Erfahrungen sind. Insbesondere diese grundlegenden Bedürfnisse machen eine gesunde Bindung aus. Dementsprechend darfst du auch lernen, Beziehungen zu verlassen, die dir nicht das geben, was dich nährt.

Wenn du in deinen jetzigen Beziehungen immer wieder die Erfahrung machst, nicht respektiert zu werden, und diese Beziehungen dennoch aufrechterhältst, dann ist das immer noch der kindliche Anteil in dir, der versucht, die Beziehung zu retten, anstatt der Realität ins Auge zu sehen. Dieser Anteil steckt in der Vergangenheit fest und lässt dich Wiederholungen erleben. Es ist nicht zwingend notwendig, dass du dich an deine Kindheit erinnerst und weißt, was vorgefallen ist. Viel wichtiger ist, die zusammenhängenden Verhaltensweisen zu erkennen und die energetischen Erfahrungen nachträglich zu verarbeiten.

Ein Beispiel: Du bist ein Workaholic und versuchst ständig, es allen und jedem recht zu machen? Vermutlich wurde es dir in der Familie vorgelebt, dass du hart und bis zur Erschöpfung arbeiten musst, bevor du in den Ruhestand gehst – auch bei Krankheit. Wenn dies das vorgegebene Modell war, ist es ganz normal, dass in dir ein schlechtes Gewissen und negative Gefühle entstehen, wenn du versuchst, aus diesem Modell auszubrechen und auf dich zu achten. »People Pleasing«, Depressionen, Süchte oder Essstörungen sind Anzeichen dafür, dass Schuld und Schamgefühle nicht verarbeitet werden konnten. So entwickeln wir dann Kompensationsstrategien, wie zum Beispiel Perfektionismus, um keine Fehler zu machen, da Fehler im Nervensystem mit Bedrohung und Alarmbereitschaft verknüpft sind. Diese Anspannung schwingt im Alltag mit und wir dürfen lernen, unsere natürliche Regulationsfähigkeit wieder zurückzugewinnen.

Es führt also kein Weg daran vorbei, sich mit der Wurzel des Problems auseinanderzusetzen, wenn wir nachhaltig etwas verändern wollen. In diesem Fall ist die Wurzel das Nervensystem. Zusammenfassend ist es wichtig zu verstehen, dass Verhaltensweisen wie Perfektionismus, »People Pleasing«, übermäßiges Zerdenken und emotionales Essen reine Überlebensmechanismen sind. Sie sind Kompensationsstrategien, die alle darauf abzielen, aus dem Körper zu fliehen, um mit starken Gefühlen und Traumata umgehen zu können. Die Grundlage all dieser Mechanismen ist ein chronisch dysreguliertes Nervensystem, das bereits in der Kindheit beeinträchtigt war. Und ein chronisch dysreguliertes Nervensystem findet nicht von selbst wieder in die Balance, aber wir können ihm helfen – und ich zeige dir in diesem Buch, wie das geht!

DIE EIGENEN SCHATTEN ANNEHMEN

Wie oft hast du dich schon über dich selbst geärgert? Eigentlich weißt du, dass dieses Verhalten dir nicht guttut, aber du hältst dennoch daran fest. Wenn es darum geht, ungesunde Verhaltensweisen zu transformieren und gleichzeitig Traumata zu integrieren, gibt es einen entscheidenden Schritt, der dich weiterbringen kann: Akzeptanz!

Akzeptanz ist das Gegenteil von inneren Widerständen, in denen wir uns befinden. Dein Kopf weiß vielleicht ganz genau, was du möchtest, aber auf der anderen Seite kannst du es einfach nicht umsetzen oder langfristig verändern. Das liegt daran, dass ein entscheidender Punkt vergessen wurde: die Akzeptanz. Natürlich ist es nicht leicht, seine Schattenthemen anzunehmen. Unsere Schatten sind dabei nicht nur die verborgenen Anteile in uns, sondern vor allem auch Dinge, über die wir nicht gerne sprechen, weil wir damit nicht nach außen glänzen, sondern eher zerbrechlich wirken. Mir hat es damals unheimlich geholfen, den Fokus zu verändern, indem ich mir gesagt habe, dass ungesunde Verhaltensweisen erst einmal nicht schlecht sind. Das bedeutet, ich habe die Bewertung rausgenommen. Natürlich gibt es gewisse Dinge, die nicht gut für deine Gesundheit sind, aber sie hatten einen guten Grund und waren lange dienlich. Deshalb ist es wichtig, dass du beginnst, deine Schattenthemen zu umarmen und radikal ehrlich zu dir selbst zu sein. Viele Menschen vergessen, dass Authentizität ein wichtiger Schritt ist, wenn es um das Thema Traumaheilung oder Bewältigung der Vergangenheit geht. Authentizität bedeutet, im Einklang mit deiner emotionalen Welt zu leben und anzunehmen, was da ist. Nur aus dieser Energie heraus können wir unsere eigenen Schatten transformieren.

Der erste Schritt besteht nun also für dich darin zu verstehen, dass all diese Dinge, die dir derzeit Schwierigkeiten bereiten, aus Sicht des Nervensystems eine Daseinsberechtigung hatten. Denn sie haben dich für eine Weile geschützt. Mit diesem Wissen und deiner Körperweisheit bist du in der

» BIST DU IN DER LAGE, MIT ENERGETISCH STARKEN, FREMDEN **WAHRHEITEN** UMZUGEHEN UND SIE ZU VERARBEITEN, UM DEIN **EIGENES LEBEN** KREIEREN ZU KÖNNEN? «

Lage, die langen Schatten der Vergangenheit zu transformieren – vorausgesetzt, du bist an dem Punkt angekommen, an dem du der Realität ins Auge sehen kannst und deine Schatten umarmen möchtest.

Ich weiß, es erfordert sehr viel Mut, sich den Schatten zu stellen, aber es ist der einzige Weg, endlich inneren Frieden zu finden. Wenn du aufhörst, gegen dich selbst zu kämpfen und akzeptierst, dass es Dinge gibt, die du nicht verändern kannst, lernst du, wie du dein Leben wieder steuern kannst und kommst in deine eigene Kraft zurück. Was wir dabei unbedingt loslassen sollten, ist der Gedanke, dass alles perfekt sein muss. Toxische Positivität ist hier fehl am Platz! Denn es geht darum, alle deine Gefühle anzunehmen und zu akzeptieren. Und das ist nicht nur begrenzt auf die positiven Aspekte des Lebens, sondern impliziert auch die negativen Betrachtungsweisen.

ÜBUNG: DEINE SCHATTEN LIEBEVOLL UMARMEN

Lies dir zuerst den Ablauf durch und führe dann die Übung aus:

Setze dich bequem hin und schließe sanft die Augen. Atme einige Male tief ein und aus. Nimm die Schwerkraft wahr, indem du bewusst den Fokus auf deine Füße lenkst. Richte dann deine Aufmerksamkeit auf dein Inneres. Vielleicht spürst du ein unangenehmes Gefühl, eine innere Blockade oder einen negativen Gedanken. Stell dir vor, wie dieser Anteil vor dir steht – bereit, gehört und verstanden zu werden. Gib diesem Anteil die volle Aufmerksamkeit, die er braucht, und sage ihm gedanklich: »Hey, ich nehme dich wahr. Ab jetzt nehme ich dich an die Hand und nehme dich mit. Ich schenke dir meine Aufmerksamkeit.«

Verweile einen Moment in dieser liebevollen Präsenz und spüre, wie sich der Schattenanteil langsam entspannt und sich von deinem Bewusstsein umarmt fühlt. Öffne danach sanft wieder die Augen und spüre nach, was sich durch diese Übung in dir verändert hat.

FEINFÜHLIGE MENSCHEN BRAUCHEN STARKE GRENZEN

Bevor wir in die Tiefe gehen, möchte ich dir auf ganz eindrückliche Weise zeigen, wie deine Schattenanteile bisher dafür gesorgt haben, dass du dich von deiner Außenwelt hast steuern lassen. Denn in unseren ersten Lebensjahren übernehmen wir Glaubenssätze und Programmierungen aus unserem Umfeld, ohne diese zu hinterfragen. Warum ist das so? Im Kleinkindalter haben wir nicht genügend Bewusstsein, um zu entscheiden, ob etwas richtig oder falsch für uns ist. Wir werden in der Regel in ein System hineingeboren, in dem wir nicht gerade dazu ermutigt werden, zu hinterfragen, welche inneren Konzepte in uns wirken. Wir gehen also erst einmal »blind« durch das Leben.

Wenn wir dann an den Punkt kommen, wo wir vielleicht eine Ausbildung oder ein Studium beginnen, ins Ausland gehen oder für längere Zeit einem Beruf nachgehen, beginnen wir langsam, Dinge zu hinterfragen. Wir stellen uns vielleicht erstmals die Frage: »Ist das überhaupt das Richtige für mich? Lebe ich mein eigenes Leben?«

Warum übernehmen wir selbst im Erwachsenenalter fremden Ansichten? Die Schwingung negativer Aspekte wie Angst ist bei den meisten Menschen stärker als die Schwingung positiver Aspekte. Das liegt daran, dass Angst dafür sorgt, unser Überleben zu sichern. Deshalb springen wir schneller auf Angstmechanismen an. Ein Beispiel: Du bist gerade gut drauf, machst das Radio an und hörst in den Radionachrichten, dass etwas Schreckliches passiert ist. Plötzlich verändert sich deine Stimmung und du fühlst dich nicht mehr gut. Das ist ein klares Anzeichen dafür, dass du fremde Energie absorbierst, ohne sie zu filtern. Um diese »fremden Wahrheiten« zu erkennen, müssen wir also erst einmal ein Gefühl dafür kriegen, ob wir mit uns selbst verbunden sind, um dann im nächsten Schritt zu fühlen, ob wir unsere eigene Energie wahrnehmen oder die eines anderen Menschen. Denn es kann sehr schnell passieren, dass wir Ängste oder unverarbeitete Emotionen von anderen übernehmen. Ängste führen dazu, dass wir etwas anderes machtvoller machen als uns selbst und somit unsere Kraft abgeben. Wie denken dann, dass es keine andere Wahrheit gibt, außer dieser einen Wahrheit, die sich so mächtig anfühlt. Diese Wahrheit ist dann mit negativen Frequenzen besetzt. Das ist auch einer der Gründe, warum wir nicht das tun, was wir eigentlich tun wollen. Wir passen uns lieber an, denn wir sind Herdentiere und die soziale Komponente ist für uns überlebenswichtig. Doch all diese fremden Wahrheiten halten dich davon ab, dich weiterzuentwickeln und deinen Weg zu gehen.

An dieser Stelle möchte ich dich bitten, dass du dir einen Moment Zeit nimmst, um zu reflektieren, in welchen Bereichen deines Lebens du das Gefühl hast, dass du fremdbestimmt bist. Dies können insbesondere Lebensbereiche sein, in denen du dich gerade ohnmächtig fühlst und wo du das Gefühl hast, dass ein wiederkehrendes Muster hochkommt. Es sind die Bereiche, in denen du dich in sogenannte fremde Wahrheiten »eingekauft« hast, wie beispielsweise einen Glaubenssatz einer anderen Person übernommen hast und diesen als deine eigene Wahrheit anerkennst, obwohl er nicht richtig ist. Insbesondere bei sensiblen Menschen passiert es – aufgrund von nicht vorhandenen Grenzen – sehr schnell, dass sie fremdbestimmt werden.

»Bist du in der Lage, mit energetisch starken, fremden Wahrheiten umzugehen und sie zu verarbeiten, um dein eigenes Leben kreieren zu können?«

Wenn du beginnst, dich mit diesen Themen auseinanderzusetzen, wirst du lernen, die Meinung anderer Menschen zu akzeptieren und gleichzeitig zu verstehen, dass es nicht deine eigene Wahrheit ist. Wenn wir uns in den frühen Kindheitsjahren ausgeliefert gefühlt haben, tendieren wir oft dazu, anderen Menschen eine höhere Kompetenz zuzusprechen als uns selbst. Insbesondere dann, wenn wir ein geringes Selbstbewusstsein haben. Auch, wenn du eigentlich weißt, was du willst, kann es sein, dass du dich von anderen Personen stark verunsichert fühlst.

Ein Beispiel: Du möchtest dich selbstständig machen und erzählst deinem Umfeld davon. Für einige Personen ist dieses Thema ein rotes Tuch und sie projizieren ihre eigenen Existenzängste auf dich sowie ihre Sorge, dass sie dich verlieren, wenn du dich veränderst. Mein Tipp: Rede lieber mit Menschen darüber, die schon erfolgreich selbstständig sind. Denn sie sind den Weg bereits vor dir gegangen und wissen, wovon sie sprechen. Suche dir Menschen, die im selben »Lebensschiff« sitzen wie du. Das bedeutet nicht, dass du Freundschaften beenden sollst, aber halte stets Ausschau nach den Menschen, die dich auf deinem Weg unterstützen können. Manchmal kommen wir auch an den Punkt, an dem wir Personen loslassen müssen, die uns nicht länger guttun und somit bewusst Grenzen setzen.

IMAGINATIONSÜBUNG: LOSLASSEN

Folgende Übung kann dir helfen, ein besseres Gefühl dafür zu bekommen, ob du unbewusst fremdgesteuert wirst.

Denke an eine Meinung einer Person, die sich nicht gut anfühlt. Lege nun eine Hand auf dein Herz, nimm drei tiefe Atemzüge, sodass du deinen Herzschlag spürst und mit dem Herzen verbunden bist. Stelle dir gedanklich die Frage: »Ist das mein Thema?« Nimm wahr, was du fühlst.

Häufig passiert etwas Magisches: Du wirst bemerken, dass es höchstwahrscheinlich gar nicht dein eigenes Thema ist und dich befreit fühlen. Wenn sich dein Brustraum offen, weit und frei anfühlt, und du merkst, dass du in keinerlei Resonanz mit dem Thema gehst, dann ist es nicht dein Thema. Dann darfst du es einfach abgeben und loslassen.

Stell dir vor, du hast einen Lebensrucksack mit vielen Steinen auf deinem Rücken. Die Steine sind deine Themen, die du gerade mit dir herumträgst. Nun darfst du einen Stein aus deinem Rucksack nehmen und weglegen, sodass du spürst, wie dein Lebensrucksack leichter wird. Solltest du aber spüren, wie in deinem Herzensraum eine Enge entsteht, dann ist es tatsächlich dein Thema. Dann ist es deine Aufgabe, das Thema für dich zu bearbeiten. Du wirst sehr erstaunt sein, wie viele fremde Themen du jahrelang im Gepäck hattest.

JOURNALFRAGEN, UM DIE EIGENE WAHRHEIT ZU ERKENNEN

Gerne möchte ich dir noch ein paar Fragen an dich selbst mit auf den Weg geben, die dir dabei helfen, noch besser zwischen fremden Wahrheiten und deiner eigenen Wahrheit zu unterscheiden. Nimm dir genügend Zeit, um in dich hineinzufühlen, während du die folgenden Fragen beantwortest:

- Welche Bereiche in meinem Leben fühlen sich derzeit fremdbestimmt an?
- Was sind die wiederkehrenden Muster, die ich in diesen Bereichen bemerke?
- Welche Personen in meinem Leben haben dazu beigetragen, dass ich mich von meiner eigenen inneren Wahrheit entfernt habe? Wie kann ich mein Umfeld bewusster gestalten, um von Menschen umgeben zu sein, die mich stärken und auf meinem Weg unterstützen?
- Wie kann ich mich regelmäßig mit mir selbst verbinden?

» BEI DER AUFRECHTERHALTUNG VON **GESUNDEN GRENZEN** GILT: ENERGIE **MOBILISIEREN**, STATT KOLLABIEREN! «

ZUM HÜTER DER EIGENEN GRENZEN WERDEN

Ob und wie wir Grenzen setzen können, hängt nicht nur mit unseren frühkindlichen Erfahrungen zusammen, sondern kann auch von unseren Eltern übernommen werden. Denn oft haben schon unsere Eltern nicht gelernt, ihre Bedürfnisse zu spüren und Grenzen zu setzen. Dementsprechend konnten sie diese Fähigkeit auch nicht weitergeben. So lernen wir schon als kleines Kind, dass unsere Bedürfnisse nicht wichtig sind, und beginnen automatisch, den Fokus auf die Bedürfnisse anderer zu legen und diese zu erfüllen. »Entgrenzt« zu sein, ist in unserer Gesellschaft normaler, als Grenzen zu setzen und diese zu akzeptieren. Das erschwert das Zusammenleben erheblich, denn Grenzen sind für ein soziales Miteinander äußerst wichtig. Wenn du beginnst, Grenzen zu setzen, dann sei dir bewusst, dass die Menschen, die lange davon profitiert haben, dass du »grenzenlos« warst, am wenigsten darüber erfreut sein werden. Dennoch darf dich das nicht davon abhalten, Grenzen zu setzen und auf dich und deine Bedürfnisse zu achten!

Was haben nun deine persönlichen Grenzen mit seelischen Wunden zu tun? Der Grund, warum Grenzen bisher für dich eine Herausforderung dargestellt haben, ist, dass dieser Prozess oft mit intensiven, traumatischen Gefühlen verbunden war. Vielleicht hast du, wie ich, in der Vergangenheit die schmerzhafte Erfahrung machen müssen, dass deine Grenzen nicht respektiert worden sind. Wenn du in deiner Kindheit traumatisiert wurdest, dann haben automatisch Grenzüberschreitungen stattgefunden. Traumata sprengen deine eigenen Grenzen, weil sie deine Kapazität dafür, was du imstande bist zu verarbeiten, übersteigen. Es ist das, was wir nicht ertragen, aushalten und verdauen können, was zur Überschreitung von Grenzen führt.

Als hochsensible Person kennst du sicherlich das Gefühl, wenn jemand deine Grenze überschreitet, aber du einfach nicht in der Lage bist, diese Grenze herzustellen oder sie gar aufrechtzuerhalten. Wenn du in einer dysfunktionalen Familie aufgewachsen bist, in der viel Chaos herrschte und deine Bindungspersonen zum Beispiel durch Stimmungsschwankungen unberechenbar waren, dann war dein Fokus immer im Außen auf der Suche nach Gefahren und dein Nervensystem ständig in Alarmbereitschaft. Die Ausschau nach Gefahren diente dir als eine Art Schutzmechanismus und hat dein Überleben gesichert. Die innere Haltung, die du damals als kleines Kind eingenommen hast, lautete: »Was kann ich tun, um in einem ungesunden Umfeld zu überleben? Was muss ich tun, damit ich versorgt und gemocht werde?« Früher war dieser Überlebensmechanismus dienlich, aber jetzt darfst du neue, gesunde Strategien wählen. Du hast gelernt, dein Gegenüber zu scannen, um zu erkennen, welche Bedürfnisse die andere Person hat, um dich dann bestmöglich anzupassen. Dadurch hast du jedoch verlernt, deine eigenen Wünsche zu erkennen und zu äußern. Deine eigenen Bedürfnisse wieder wahrzunehmen, ist also ein gutes Zeichen. Denn das bedeutet, dass du allmählich wieder mit deinem Körper in Kontakt kommst und eine Verbindung aufbaust.

Wie kann eine Grenze nun aussehen? Eine Grenze ist eine Art energetischer Raum, den du selbst vorgibst und in dem deine Wertvorstellungen existieren. Es gibt aber natürlich auch räumliche Grenzen. Das kann zum Beispiel dein Zimmer, deine Wohnung oder dein Haus sein. Das ist im Idealfall dein persönlicher Schutzraum. Grenzen sind dabei ganz individuell. Auch innerhalb deiner räumlichen Grenzen können jedoch Grenzüberschreitungen stattfinden. Grenzüberschreitungen im eigenen Schutzraum können sehr traumatisierend sein. Daher ist es wichtig zu lernen, Grenzen zu setzen. Hunde sind hierfür ein hervorragendes Beispiel. Sie haben ein Revier für sich bestimmt und verteidigen dieses vor Fremden durch Bellen oder sogar Beißen. Doch was bei hochsensiblen Menschen leider meistens passiert, ist, dass sie zurückweichen, denn sie haben nie gelernt, dass ihre Grenze gewürdigt wurde. Es ist aufgrund der vielen Grenzüberschreitungen in deiner Kindheit im Laufe deines Lebens normal für dich geworden, dass Menschen deine Grenzen verletzen. Wie zuvor bereits erwähnt, wählt dein Nervensystem immer das, was ihm bekannt vorkommt. Und so ist die Grenzüberschreitung wie eine Art Prägung. Wenn Grenzen zu schnell und zu heftig überschritten werden, sodass du es kaum wahrnehmen kannst, geschieht Folgendes aus der Sicht deines Nervensystems: du dissoziierst. Das heißt, du trennst dich von deinem Körper, um alles ertragen zu können. Je öfter das geschieht, desto häufiger greifst du auf den Dissoziationsmodus zurück. Sobald jemand deinen energetischen Raum überschreitet, gehst du sofort in den Rückzug. Möglicherweise verfällst du sogar in den Freeze-Modus, bist erstarrt, fühlst dich ohnmächtig oder weißt nicht mehr, wie du deine Energie mobilisieren kannst, um dich aus der Starre zu befreien.

Ein Beispiel: Du lebst ein ruhiges, entspanntes Leben, aber trägst ein Kindheitstrauma in dir, das du noch nicht bewältigt hast. Nun triffst du auf jemanden, den du für deine*n Seelenpartner*in hältst, doch es stellt sich heraus, dass du an eine*n narzisstische*n Partner*in geraten bist. Du erlebst tägliche Grenzüberschreitungen und dein System gewöhnt sich daran, dass ständig etwas »Ungesundes« passiert. Du weißt nicht, wie du damit umgehen sollst und dein System wird zum Autopiloten: »Wir verdrängen unsere Gefühle und spalten uns ab, weil es so unerträglich ist.« Da dieser Autopilot für deine Gesundheit sehr schädlich ist, ist es wichtig, wieder zu lernen, Grenzen zu setzen.

Du hast dir sicherlich schon einmal wie ich eine der folgenden Fragen gestellt: »Warum werden Kriege geführt? Warum sind so viele Menschen gewalttätig? Warum gibt es so viele schlechte Menschen auf der Welt?« In unserer Gesellschaft schlummert eine unterdrückte Kultur-Wut. Eine Wut, die durch soziale Systeme wie die Schule bereits früh abtrainiert wird. Eine Wut, die wir nicht zeigen und leben durften. Sie brodelt vor sich hin, bis sie sich in plötzlicher Aggression, Gewalt oder wütenden Ausbrüchen entlädt. Vermutlich hast du Angst, mit deiner Wut in Kontakt zu treten und sie zu fühlen, eben weil wir in unserer Gesellschaft starke Aggressionen meist in Form von Gewalt erleben. Wenn du narzisstische Eltern hast, die zu Wutausbrüchen neigen, dann wird aus dir eine erwachsene Person, die das Gefühl hat, ständig auf Eierschalen zu laufen und darauf zu achten, nicht ins nächste Fettnäpfchen zu treten, damit die Situation nicht eskaliert. Diese ungelösten seelischen Wunden aus der Kindheit nimmst du dann mit in deine aktuellen Beziehungen. Es ist verständlich, dass wir uns dieser Wut nicht stellen wollen, denn wir verbinden das Gefühl von Wut mit Gewalt. Doch gerade die Empfindung von »Grenz«-Wut ist eine essenzielle Emotion, die uns hilft, Grenzen zu erkennen und zu verteidigen. Erst wenn wir diese Emotionen freisetzen und akzeptieren, können wir sie konstruktiv nutzen.

»Bei der Aufrechterhaltung von gesunden Grenzen gilt: Energie mobilisieren, statt kollabieren!«

Leider gibt es in unserer Welt nur wenige positive Beispiele, die uns zeigen, wie eine gesunde Wut aussieht. Deswegen möchte ich dich daran erinnern, dass es nicht zu spät dafür ist, dass du dieses Vorbild selbst wirst. Deine Aufgabe ist es, diese Wut-Energie zu mobilisieren, um deine Grenzen aufrechtzuerhalten, statt zu kollabieren. Es gibt einige Dinge, die dich bei einem gesunden Umgang mit der Wut unterstützen können. Das reicht von Selbstverteidigung über (therapeutisches) Boxen bis hin zu Taekwondo. Da Wut als unangenehm empfunden wird, neigen wir dazu, sie zu unterdrücken. Als Alternative zur besseren Bewältigung könntest du beispielsweise sanft mit den Beinen auf den Boden stampfen, wenn du Wut empfindest.

Ein Hinweis darauf, dass deine persönliche Grenze überschritten wurde, zeigt sich also dann, wenn du Wut empfindest. Die eigenen Grenzen zu fühlen, wird jedoch schwierig, wenn die Selbstverbindung fehlt. Durch die fortwährende Unterdrückung der Wut riskierst du, dass andere weiterhin über deine Grenzen hinweggehen. Es ist daher sehr wichtig, dass du Emotionen wie Wut dafür nutzt, um deine Energie wieder zu mobilisieren, anstatt im Freeze-Modus zu erstarren. Dabei geht es keinesfalls um Wut in Form von Gewalt. Das ist eine falsche Vorstellung von Wut, die wir in der Gesellschaft so vermittelt bekommen. Es geht vielmehr um deine Instinkte, die du wieder wahrnehmen darfst, um dann in Aktion treten zu können. Denn in Notfallsituationen dient dieser Instinkt dazu, dein Überleben zu sichern. Dann wird dein Körper zur Löwenmama, die ihr Junges vor Gefahren verteidigt.

Sei dir bewusst, dass es Menschen geben wird, die deine Grenzen nicht akzeptieren wollen. Du bist kein schlechter Mensch, wenn du das rechtzeitig feststellst und diese Menschen in Zukunft meidest. Deine mentale Gesundheit wird es dir danken. Doch diese gesunde Art der Grenzsetzung kann nur dann stattfinden, wenn du dein Trauma heilst und dich wieder mit deinem Körper verbindest. Was dich dabei unterstützen kann, sind unter anderem Körper- und Embodiment-Übungen (siehe Seite 186).

ÜBUNG: GRENZWAHRNEHMUNG IM EIGENEN RAUM

Eine Übung, die du gerne öfter wiederholen kannst, ist das bewusste Wahrnehmen von Grenzen im eigenen Raum. Ich empfehle dir diese Übung immer dann anzuwenden, wenn du das Gefühl hast, dass du deine eigenen Grenzen nicht richtig wahrnimmst oder deine Grenzen überschritten wurden. Hierzu brauchst du lediglich einen Raum mit Wänden. Am besten eignet sich ein kleiner Raum.

Gehe nun zu jeder Wand in deinem Raum und drücke mit beiden Händen fest dagegen, bis du einen leichten Widerstand und die Grenze des Raums spürst. Wiederhole das mit jeder Wand so oft, bis du das Gefühl hast, dass du die Begrenzung deines eigenen Raumes besser wahrnimmst.

DAS AUFSAUGEN FREMDER ENERGIEN ERKENNEN

Emotionale Grenzen zu setzen, ist meistens das, was uns als hochsensibler Mensch wirklich zu schaffen macht. Auf Seite 56 im Kapitel »Hochsensibilität als Schattenthema begreifen« habe ich bereits erwähnt, dass hochsensible Menschen wie ein Schwamm sind, die fremde Energien und Gefühle aufsaugen. Oft fühlen sie sich dem ausgeliefert und stellen sich dabei die Frage: »Gehört diese Emotion wirklich zu mir oder zu der anderen Person?« Diese intensive Wahrnehmung von anderen Emotionen hat nicht nur etwas mit deiner Feinfühligkeit zu tun, sondern vor allem mit deinem Nervensystem. Es reagiert schnell und intensiv auf die Umwelt, insbesondere wenn es um Gefühle geht. Da keine starke Grenze zwischen dir und der anderen Person existiert, befindest du dich automatisch in der Energie deines Gegenübers. Oft liegt der Auslöser dafür in der Kindheit.

Ein Beispiel: Du trägst eine Wut in dir, die aus ungeklärten Kindheitserlebnissen resultiert. Deine emotionale Schwelle ist dadurch sehr niedrig, sodass du unmittelbar auf Emotionen anderer Personen reagierst und dich in deren Energiefeld wiederfindest. In solchen Momenten fliehst du aus deinem eigenen Körper und tauchst direkt in das Energiefeld der anderen Person ein, was zu verschiedenen Reaktionen führen kann. Daher ist es wichtig, dass du für dich erkennst, wann du fremde Energien absorbierst. Die folgenden Punkte können dir dabei helfen, den Prozess der Absorption zu unterbrechen.

Anzeichen für das Aufsaugen von Fremdenergien:

- Du nimmst sofort die Stimmung in einem Raum wahr.
- Aus dem Nichts tauchen überwältigende Emotionen auf.
- Du kannst das, was du fühlst, nicht einordnen oder beschreiben.
- In manchen Situationen fühlst du dich plötzlich ausgelaugt.
- Du fühlst dich verwirrt.
- Du wirst unruhig.

Früher konnte ich es nicht verstehen, dass ich, sobald ich einen Raum betrat, in dem sich eine Person befand, die ihre eigenen Emotionen nicht verarbeiten konnte, diese Emotionen übernommen habe. Ich habe diese Emotionen gespürt und aufgenommen. Das war äußerst belastend und vor allem war es für niemanden eine Lösung – weder für mich noch für die andere Person! In diesen Momenten fungierte ich einfach nur als ein Kompensationsmittel, da die andere Person ihr Trauma nicht verarbeiten oder integrieren konnte. Damit dir das nicht mehr passiert, ist es wichtig, dass du deine eigenen emotionalen Grenzen reflektierst und erkennst, sobald sie verschwimmen. Doch wie funktioniert das?

Ein Beispiel: Du triffst dich mit einer anderen Person und analysierst anschließend, wie du dich nach dem Treffen mit dieser Person fühlst. Wenn du bestimmte Emotionen bei dir wahrnimmst und gleichzeitig deine eigenen Gefühle nicht mehr fühlen kannst, da sie in diesem Moment von den fremden Emotionen verdrängt werden, kann das darauf hinweisen, dass du dich in dem Energiefeld der anderen Person befindest und deine eigenen emotionalen Grenzen geopfert hast.

Wie bereits im Kapitel zuvor erwähnt, ist der Grund für das Absorbieren fremder Energien, dass du nicht mehr mit dir selbst verbunden und dadurch entgrenzt bist. Ein Auslöser dafür, dass du ein emotionaler Schwamm bist, kann das Fehlen einer emotionalen Unterstützung in deiner Kindheit sein – beispielsweise durch emotional reife Eltern oder Menschen mit einer guten Regulationsfähigkeit des Nervensystems. Ohne diese Unterstützung in der Kindheit empfinden wir starke Emotionen anderer Menschen als Grenzüberschreitung, die unser Nervensystem als Bedrohung wahrnimmt und Alarm auslöst. Besonders dann, wenn diese Emotionen Trigger für unverarbeitete Traumata aus der Kindheit sind, kann das sehr belastend sein. Daher ist es wichtig und heilsam, langfristig Menschen in deinem Umfeld zu haben, die eine gute Selbstregulationsfähigkeit haben und dadurch in der Lage sind, dich zu »Co-regulieren«.

DER UMGANG MIT INTENSIVEN ENERGIEN

Die Frage, die meine Community immer brennend interessiert, ist: »Wann wird die energetische Zeitqualität in Form von Portaltagen, Sonnenstürmen, Finsternissen und Co. endlich einfacher?« Ich möchte dir in diesem Kapitel gerne eine neue Perspektive in Bezug auf die Bewusstseinserweiterung, Astrologie und Persönlichkeitsentwicklung im Einklang mit der energetischen Zeitqualität eröffnen. Denn Spoiler: Es wird leider nicht einfacher werden. Die Sonnenaktivitäten werden immer intensiver, was du als hochsensibler Menschen sicherlich spüren kannst. Die starken Energien werden in den nächsten Jahren nicht weniger intensiv sein, denn sie dienen dazu, dein Bewusstsein zu erweitern und helfen dir somit, dich weiterzuentwickeln. Lass uns die Frage also in eine sinnvolle Frage für energiefühlige Menschen umformulieren: »Wie kann ich besser mit diesen intensiven Energien umgehen?«

Bisher lauten viele Ratschläge, dass Meditationen dabei unterstützen können, die kosmischen Energien, wie beispielsweise die Mondenergie, zu nutzen. Natürlich kann Meditation eine wunderbare Ergänzung sein. Doch es ist wichtig, dass wir nicht nur mental an uns arbeiten, sondern vor allem auch körperlich und emotional. Du solltest zunächst damit beginnen, die Signale deines Körpers wahrzunehmen und zu lernen, wie du dein Nervensystem wieder regulieren kannst. Denn letztendlich passiert nichts anderes, als dass du von den starken Energien überflutet wirst und dein Nervensystem diese Energien nicht verarbeiten kann. Als hochsensibler Mensch spürst du viele verschiedene Arten von Energie, doch das bedeutet noch lange nicht, dass du dich ihnen ausgeliefert fühlen musst. Um aus dem Gefühl der Ohnmacht zurück in deine Kraft zu kommen, ist es besonders wichtig, dass du dir immer wieder bewusst machst, dass du lernen kannst, wie du mit solchen intensiven, kosmischen Energien umgehst. Ich finde es daher weniger sinnvoll, sich vor diesen Energien nur zu schützen, denn Schutz suggeriert dir unbewusst, dass du schwach bist und nimmt dir jede Möglichkeit, Eigenverantwortung zu übernehmen. Stattdessen solltest du dich selbst bestärken und empowern, indem du dich dafür entscheidest, die Herausforderung anzunehmen.

Früher war es für mich sehr belastend, an Orten zu sein, die mich energetisch ausgelaugt haben. Da wir aber nicht immer die Wahl haben, den Ort zu wechseln oder der Situation zu entkommen, ist es wichtig zu lernen, mit der Situation umzugehen. Mir fehlte damals die Information, dass ich zu schwache Grenzen habe. Alles prasselte ungefiltert auf mich ein. Das, was mir in dieser Situation fehlte, war eine gesunde Barriere oder sozusagen ein Filter, damit ich die Dinge nicht mehr ungefiltert aufsauge und davon überwältigt werde.

Obwohl hochsensible Menschen oft als emotionale Schwämme bezeichnet werden, gibt es auch andere Sichtweisen. Die Trauma-Forschung betrachtet die Absorption von Fremdenergien aus einem anderen Blickwinkel: Traumatische frühkindliche Bindungserfahrungen führen demnach dazu, dass deine Antennen immer nach außen gerichtet sind. Ein Beispiel: Als Baby sind wir vollständig von unseren Eltern abhängig. Diese Abhängigkeit führt dazu, dass wir ständig nach außen orientiert sind, um unsere Existenz zu sichern. Unsere Eltern füttern uns, wechseln unsere Windel und schenken uns ihre Liebe – sofern wir in einer funktionalen Familie aufwachsen. Dieser Mechanismus begleitet uns unbewusst über Jahre. Somit geht der Fokus automatisch auf deine Außenwelt und du vernachlässigst deine Innenwelt. Die Wiederherstellung der natürlichen Barriere zwischen deiner Innen- und Außenwelt hilft dir dabei, nicht mehr länger unter fremden Energien zu leiden. Sie haben dich bisher nur so stark beeinflusst, weil es in deinem Körper keine gesunde Barriere gab.

Wie gehst du nun also vor, um besser mit den intensiven Energien umgehen zu können? Der erste Schritt besteht darin, Bewusstsein darüber zu erlangen, dass deine feinen Antennen zu sehr nach außen gerichtet sind. Das chronische Absorbieren von fremden Energien und die damit verbundene Außenorientierung führen dazu, dass du dich immer weiter von deinen eigenen körperlichen Empfindungen entfernst und keinen Zugang mehr zu dir selbst hast. Bevor du also lernst, wie du dich wieder mit deinem Körper verbindest, musst du dir zunächst die Zustimmung von deinem Verstand einholen. Erst wenn der Kopf »Ja« sagt, kannst du die nächste, tiefere Ebene betreten. Wenn etwas für deinen Kopf unlogisch erscheint, dann bauen wir automatisch Widerstände auf, die unseren Heilungsprozess blockieren.

Der zweite Schritt ist, dass du wieder einen Zugang zu deinem Körper bekommst. Anstatt die Körpersignale zu ignorieren, solltest du anfangen, auf deinen Körper zu hören. Erst, wenn du das Gefühl hast, dass du deinen Körper wieder wahrnimmst, dann kannst du den dritten und letzten Schritt vollziehen: die Regulation deines Nervensystems. Denn dein Nervensystem steuert die Wahrnehmung, Verarbeitung und Reaktion auf Umweltreize und somit auch auf kosmische Energien, die auf dich einwirken. Indem du Techniken zur Verarbeitung von Energien anwendest, regulierst du dein Nervensystem und verhinderst eine Reizüberflutung. Das hilft dir dabei, deine Selbstregulationsfähigkeit zu stärken und deine Reaktion auf Umweltreize besser zu kontrollieren. Dadurch stärkst du deine Grenzen gegenüber der Umwelt und steigerst dein emotionales Wohlbefinden.

EIN ENTGRENZTER START IN DEN TAG

Als feinfühliger Mensch kennst du bestimmt folgende Situation: Du stehst morgens auf und hast das Gefühl, dass du völlig neben dir stehst – auch wenn du am Vorabend keinen Alkohol getrunken und eigentlich lang genug geschlafen hast. Du würdest am liebsten wieder zurück ins Bett gehen, spürst seltsame Schwingungen und hast das Gefühl, dass du keinen festen Boden unter den Füßen hast. Du stehst auf und könntest eigentlich sofort anfangen zu weinen. Doch du bereitest dich für deine Arbeit vor und der Alltag beginnt. Schon morgens »entgrenzt« in den Tag zu starten, kommt bei vielen feinfühligen Menschen vor, und es dauert manchmal bis zum Nachmittag, bis diese morgendlichen Symptome verschwinden. Woran liegt das? Da viele hochsensible Menschen gleichzeitig auch traumatisiert sind, möchte ich die morgendliche energetische »Entgrenzung« gerne aus der Trauma-Perspektive beleuchten.

Wenn du morgens aufstehst und nicht mit deinem Körper verbunden bist, und dein Nervensystem sich in einem Zustand der Imbalance beziehungsweise Dysregulation befindet, absorbierst du sofort fremde Energien – meist sogar schon während der Nacht. Diese Entgrenzung am Morgen ist eine Reaktion auf ein ungelöstes Trauma. Dein Körpersystem entscheidet sich immer für das Altbekannte. Vermutlich bist du ein Leben lang entgrenzt morgens aufgewacht, und dieser Modus ist für dein Nervensystem zur Gewohnheit geworden. Aus Sicht deines Nervensystems bist du schon morgens direkt in Alarmbereitschaft und scannst deine Umgebung nach Gefahren ab. Dieser Mechanismus geschieht unbewusst wie ein Automatismus. Wann immer du irgendwo eine Energie aufspürst, dockst du sofort an diese Energie an, und deine eigenen Grenzen verschwimmen immer mehr. Doch warum ist das so?

Als Baby oder kleines Kind hat ein Bindungstrauma stattgefunden. Dieses Trauma ist der Grund, dass du irgendwann gemerkt hast, dass es besser für dich ist, Fremdenergien zu absorbieren. Denn die Übernahme fremder Energien hat dir Sicherheit gegeben beziehungsweise dein Überleben gesichert. Vielleicht kennst du diesen Modus sogar schon aus dem Mutterleib. Denn nicht selten ist die eigene Mutter bereits traumatisiert, indem sie die Traumatisierung ihrer Mutter übernommen hat. Sodass hast du bereits im Mutterleib nach Gefahren Ausschau gehalten und alle negativen Frequenzen absorbiert.

Damit du nicht mehr länger fremde Energien managen musst, ist es daher wichtig, dass du achtsam wirst. Jetzt kannst du dir sicherlich vorstellen, dass so ein Überlebens- und Schutzmechanismus hartnäckig ist. Es erfordert daher einen liebevollen und sanften Weg der nachhaltigen Veränderung. Deswegen ist es ratsam, dass du dich schon morgens bewusst mit deinem Körper verbindest. Denn erst durch die Körperverbindung wird die chronische Außenorientierung gestoppt. Körperorientierte Ansätze können dir dabei helfen, dich mit deinem Körper zu verbinden (siehe Seite 186).

ENERGIEFÜHLIGKEIT MEISTERN

Wenn wir keine starken Grenzen haben und unsere Antennen stets den Fokus auf die Außenwelt richten, nehmen wir nicht nur die Energien anderer Menschen verstärkt wahr, sondern auch fremde Energien aus der Umgebung. In meiner Arbeit hat sich immer wieder bewahrheitet, dass sich feinfühlige Menschen daher gerne mit Astrologie und der energetischen Zeitqualität beschäftigen. Die Astrologie beziehungsweise das Spüren der kosmischen Energie kann dir als hochsensibler Mensch dabei helfen, die Zeichen der Zeit besser zu verstehen. Deswegen kann ich dich nur darin bestärken, deine Fähigkeit, kosmische Energien wahrzunehmen, zu nutzen.

Mich hat der Mond schon immer fasziniert. Schon als kleines Kind habe ich mit Blick auf den strahlenden Vollmond am Abendhimmel eine tiefe Sehnsucht verspürt. Diese Sehnsucht beziehungsweise spezielle Verbindung mit dem Mond wird als »Selenolatrie« bezeichnet. Ich sehe den Himmelskörper und fühle mich magisch angezogen. Es ist die Faszination für das Universum und die Astrologie, die mich aufblühen lässt. Ein Besuch des Planetariums zählte damals schon zu den Highlights meiner Schulzeit. Doch im Laufe der Zeit wurde ich stark konditioniert und sozialisiert, besonders in der Schule. Viele Meinungen von außen beeinflussten mich, und ich entfernte mich zunächst von meiner natürlichen Komponente – der Sprache der Energien. Erst später hat mich der Weg wieder zurück zur Astrologie geführt, die ich heute in meine Arbeit integriere.

Es gibt diesen Moment, in dem du spürst, dass etwas im Energiefeld geschieht. Du fühlst die Energien, aber kannst sie noch nicht richtig einordnen und deuten. Wenn wir davon ausgehen, dass wir mit allem verbunden sind – nicht nur mit den Energiefeldern der Erde oder den Energien anderer Menschen, sondern auch mit den Himmelskörpern, dann ist es für mich nur logisch, dass wir uns tiefer mit diesen Themen beschäftigen sollten, um zu verstehen, wie sie auf uns wirken. Für mich ist das ein Aspekt, der einfach nicht trennbar ist. Ich habe festgestellt, dass jeder Mensch anders auf unterschiedliche Energien reagiert: Manche Menschen nehmen den Vollmond besonders intensiv wahr, während andere die Portaltage oder Sonnenstürme stärker spüren. Deswegen möchte ich dir einen kleinen Überblick zu den unterschiedlichen Energien geben:

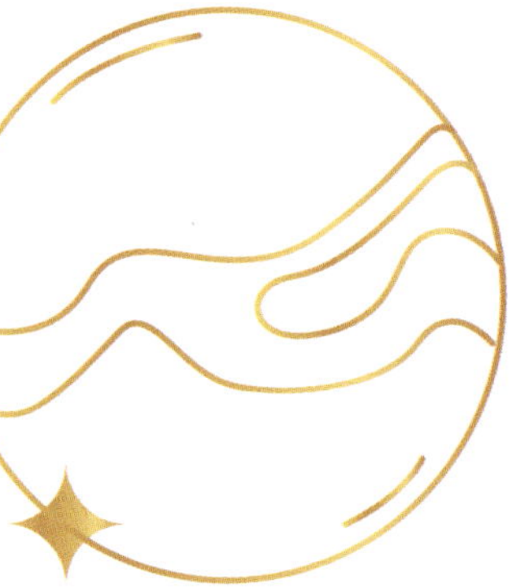

ÜBERBLICK KOSMISCHER ENERGIEN

- **VOLLMONDENERGIE**: Die Vollmondenergie wirkt stark auf das Unterbewusstsein und kann zu Unruhe und Nervosität führen. Es ist eine Zeit, um Blockaden zu lösen und Gefühle ins Bewusstsein zu bringen. Diese Phase ermöglicht einen tieferen Zugang zu unseren Emotionen und kann dabei helfen, verborgene Themen ans Licht zu bringen. Viele Menschen erleben während dieser Zeit auch unruhigen Schlaf und eine gesteigerte Sensibilität.

- **NEUMONDENERGIE:** Die Neumondenergie läutet einen neuen Zyklus ein und öffnet uns für neue Möglichkeiten. Fokussiere dich auf das, was du erreichen möchtest, und setze neue Vorhaben um. Diese Phase wird von einer starken männlichen Energie begleitet, die uns dabei unterstützt, unsere Ziele zu verwirklichen. Es ist wichtig, sich nicht von Ängsten vor Veränderungen abhalten zu lassen, da dies körperliche Symptome hervorrufen kann.

- **MONDFINSTERNIS:** Eine Mondfinsternis bringt intensive Veränderungen mit sich und beleuchtet unsere Schattenthemen. Sei besonders achtsam und fürsorglich mit dir selbst in dieser Zeit. Diese Phase kann unangenehm sein, da sie emotionale Herausforderungen und eine erhöhte Sensibilität mit sich bringt. Es ist ratsam, sich während einer Mondfinsternis Zeit für Selbstreflexion und Selbstfürsorge zu nehmen.

- **SONNENFINSTERNIS:** Eine Sonnenfinsternis bietet die Chance zu schnellem Wachstum und kann intensivere Energien als eine Mondfinsternis mit sich bringen. Diese Phase kann sich stärker anfühlen als eine Mondfinsternis und schnelle Veränderungen im Außen bringen. Es ist wichtig, offen für neue Erfahrungen zu sein und sich auf das persönliche Wachstum einzulassen.

- **PORTALTAGE:** Portaltage sind nach dem Maya-Kalender Tage mit einer sehr hohen Schwingung und kosmischen Einströmungen. An diesen Tagen ist der Schleier zur Anderswelt dünn. Nutze sie zum Meditieren und lass die Energie frei fließen. Diese Tage ermöglichen es, eine tiefere Verbindung mit dem höheren Selbst herzustellen und spirituelles Wachstum zu fördern. Es ist wichtig, auf innere Impulse zu hören und sich selbst zu erlauben, sich während dieser Zeit zu öffnen und zu wachsen.

- **SONNENSTÜRME:** Starke Sonnenstürme strapazieren das Nervensystem und können zu Symptomen wie Kopfschmerzen und Müdigkeit führen, ähnlich wie bei den Portaltagen. Diese energetischen Ereignisse beeinflussen unsere Sensibilität und können uns unkonzentriert und gereizt machen. Es ist wichtig, während dieser Zeiten besonders auf die Bedürfnisse unseres Körpers und unserer Psyche zu achten, um uns selbst zu schützen und auszugleichen.

- **SCHUMANNFREQUENZ:** Die Schumannfrequenz beeinflusst uns ähnlich wie Portaltage und kann Symptome wie Übelkeit und Angstzustände verursachen. Sie ist der natürliche Herzschlag der Erde, und unser energetisches System strebt danach, sich ihr anzupassen. Höre auf die Bedürfnisse deines Körpers und deiner Psyche und stelle dich auf die veränderten Energien ein, damit du Ausgewogenheit erreichst.

EMPATHIE VERSTEHEN

Es gibt eine Facette der Empathie, deren Einfluss in manchen Situationen unerwartet und sogar schädlich sein kann – die »toxische« Empathie, die auch unter dem Namen »Hyper-Empathie« bekannt ist. Ähnlich wie beim Absorbieren von fremden Energien sorgt sie dafür, dass die Grenze zwischen »Ich« und »Du« verschwimmt. Es ist bemerkenswert, wie viele Menschen, insbesondere jene, die in dysfunktionalen Familien aufgewachsen sind, sich unbewusst in der Dynamik einer toxischen Empathie wiederfinden, ohne sich der potenziellen Konsequenzen bewusst zu sein. Wenn wir über die Dimensionen von Empathie sprechen, betrachten wir oft die positiven Aspekte, wie das Verständnis und das Mitgefühl für die Gefühle anderer. Und zweifellos sind diese Aspekte von grundlegender Bedeutung für unser zwischenmenschliches Miteinander. Doch es gibt eben auch eine ungesunde Ausprägung, die oft übersehen wird – die toxische Empathie. Diese Form der Empathie ist nicht zu verwechseln mit der »kalten« Empathie, die durch ein Fehlen von emotionaler Resonanz gekennzeichnet und bei Narzisst*innen bekannt ist, sondern sie geht darüber hinaus: Die toxische Empathie zeichnet sich durch eine übermäßige Identifikation mit den Emotionen anderer aus, die so stark ist, dass sich die individuelle Grenze zwischen den eigenen Gefühlen und denen anderer verwässert. Diese Hyper-Empathie führt zu dem starken Drang, zu helfen und zu retten, und kann letztendlich zu einer Belastung für die eigene mentale und emotionale Gesundheit werden.

Die Ursache dieser übermäßigen Empathie lässt sich auch wieder in der Kindheit finden. Indem du als Kind ohne emotionale Unterstützung in Form von emotional reifen Eltern oder in einer dysfunktionalen Familie aufgewachsen bist, in der nicht ausreichend Co-Regulation stattgefunden hat, konntest du als Kind deine Emotionen nicht von denen anderer trennen. Das führt dazu, dass dieser Mechanismus im Erwachsenenalter immer wieder aktiviert wird, insbesondere in Situationen, in denen du starke emotionale Frequenzen wahrnimmst. Es ist wichtig für dich zu verstehen, dass diese Form von Empathie keine »bewusste« Entscheidung ist, sondern ein Überlebensmechanismus aus der Kindheit, der früher dienlich für dich war und dich beschützt hat. Der innere Anteil, der in der Kindheit vernachlässigt wurde, wird reaktiviert und führt dazu, dass du dich unweigerlich in die emotionale Welt anderer hineinziehen lässt. Wenn toxische Empathie aktiv ist, ist es schwierig, klare Grenzen zu setzen. Dies kann zu einem Teufelskreis führen, in dem du dich in ungesunden Mustern, wie dem Retterkomplex und der Überidentifikation mit fremden Emotionen, wiederfindest. Um toxische Empathie zu überwinden, ist es entscheidend, sich der eigenen emotionalen Grenzen bewusst zu werden und sich selbst zu erlauben, Grenzen zu setzen. Es erfordert eine aktive Auseinandersetzung mit den zugrunde liegenden traumatischen Erfahrungen und eine bewusste Entscheidung, alte Muster loszulassen, um gesündere Bewältigungsstrategien zu entwickeln.

Die toxische Empathie zeigt, wie komplex die Auswirkungen unserer Hochsensibilität oder Trauma-Identität sind. Das Wissen darüber ist wichtig, um ein besseres Verständnis dafür zu entwickeln, wie wir uns selbst und andere in einer Weise unterstützen können, die uns nicht überfordert. Es ist entscheidend, empathisch zu sein, ohne dich dabei selbst zu verlieren, da dies weder dir noch der anderen Person hilft und deine Heilung sogar behindern kann. Die Lösung besteht also darin zu lernen, mit diesen überwältigenden Gefühlen umzugehen. Bevor du dich selbst regulierst, ist es wichtig, zunächst zu erkunden, ob du immer noch in deinem eigenen Energiefeld oder bereits in das Energiefeld der anderen Person eingetreten bist und wie weit du dich von deinen eigenen Grenzen entfernt hast. Indem du präsent im gegenwärtigen Moment bleibst und deine inneren Räume erkundest, kannst du feststellen, ob du immer noch bei dir selbst bist oder deine eigenen Grenzen schon überschritten hast. Dies ist eine wertvolle Übung, um die eigenen inneren Räume zu erforschen und zu verstehen.

Zusammengefasst: Es ist zunächst wichtig durch Selbstreflexion und Regulation zu erkennen, dass die Mechanismen der toxischen Empathie beziehungsweise Hyper-Empathie oft auf dysfunktionale Familiensysteme zurückzuführen sind, um dann gesündere Verhaltensweisen zu erlernen.

CO-ABHÄNGIGKEIT ALS ÜBERLEBENSMECHANISMUS BEGREIFEN

Als feinfühliger Mensch hast du dich sicherlich schon öfter dabei ertappt, wie du anderen Menschen gerne helfen möchtest. In einem gesunden Maß ist es sinnvoll, Unterstützung anzubieten. Doch manchmal möchten wir gerade den Menschen helfen, die sich nicht helfen lassen wollen, was dazu führen kann, dass wir unsere eigenen Bedürfnisse hintanstellen und sich alles nur noch um die andere Person dreht. Ein Anzeichen für Co-Abhängigkeit ist die Hoffnung, dass sich die andere Person ändert, obwohl eindeutig ist, dass der andere Mensch sich nicht verändern will. Die Folge: Du beginnst, schlechtes Verhalten zu tolerieren, statt Konsequenzen zu ziehen und gesündere Entscheidungen zu treffen. Das kann sich in verschiedenen Beziehungen zeigen, sei es in Liebesbeziehungen, Freundschaften oder beruflichen Beziehungen. Co-Abhängigkeit ist wie eine Sucht, bei der unser Nervensystem eine große Rolle spielt.

Anstatt jemanden retten zu wollen, gibt es auch das andere Extrem in Form einer aggressiven, manipulativen und kontrollierenden Haltung, die sich oft bei Narzisst*innen zeigt. Die Co-Abhängigkeit ist eine in der Kindheit erlernte Überlebensstrategie. Als Kind spüren wir, wenn etwas nicht stimmig ist, aber uns fehlt die Möglichkeit, diese ungesunde, schädliche Situation zu verlassen, weil wir in Abhängigkeit von unseren Bindungspersonen leben und somit nicht einfach gehen können. Diese Situation spielt sich dann auch im Erwachsenenalter im Beziehungskontext ab. Es ist der Anteil in uns, der immer noch in toxischen Konstellationen ausharrt, anstatt gesündere Optionen zu wählen.

Die Co-Abhängigkeit kann viele unterschiedliche Facetten haben – vom Rettersyndrom bis hin zum Märtyrersyndrom. Wir opfern uns auf und verausgaben uns, damit eine Beziehung funktioniert. Wir richten unseren Fokus zu stark nach außen und verlieren uns dabei selbst. Unser Nervensystem findet immer wieder Sicherheit in dieser Strategie, weil es die Co-Abhängigkeit bereits aus der Kindheit kennt und somit als bekannt einstuft. Diese ungesunde Dynamik kann nur unterbrochen werden, indem du mehr Bewusstsein über dieses Thema schaffst und lernst, wie du dich in gesunden Dynamiken sicher fühlst.

Häufig wissen Menschen, dass sie sich in einer toxischen Beziehung befinden, die ihnen nicht guttut, und erkennen die Warnsignale. Dennoch gehen sie die Beziehung ein oder können diese nicht beenden. Warum ist das so?

Es gibt einen Treibstoff, der uns in die Co-Abhängigkeit führen kann und der zugleich als Klebstoff fungiert, sodass wir in toxischen Beziehungen bleiben und das Muster nicht durchbrechen können. Die Rede ist von Mitleid. Nimm dir jetzt gerne einen Moment Zeit und frage dich: »Empfinde ich regelmäßig Mitleid?« Denn Mitleid kann die Bindungssuche aktivieren, weil es eine sehr starke Emotion ist. Dieses Mitleid kann dazu führen, dass du das Gefühl hast, dass eine andere Person einsam ist und dass sie deine Unterstützung braucht. Doch eigentlich ist es ein Anteil in dir, der sich daran erinnert, wie einsam du selbst als kleines Kind warst und Unterstützung gebraucht hättest. Wie kannst du dieses Gefühl von Mitleid also differenzieren? Die Lösung besteht darin, die dahinterliegenden seelischen Wunden und damit verbundenen Energiezustände erst zu regulieren, bevor du jemand anderem die Hand reichst.

Der Anteil in dir, der die Einsamkeit und das Leid aus der Kindheit kennt, möchte helfen. Die unzureichende Abgrenzungsfähigkeit zwischen »Ich« und »Du« und das Verschwimmen der Grenzen wird anhand des Mitleids deutlich. Du leidest mit der anderen Person. Es ist wichtig, dass du ein Bewusstsein für die Existenz dieses Problems auf kognitiver Ebene gewinnst und darüber, dass du der anderen Person in diesem Zustand nicht helfen kannst. Du kannst ihr die Emotionen nicht abnehmen und du musst sie auch nicht managen. Du darfst selbstverständlich Mitgefühl haben, aber du musst nicht »mit leiden». Meistens wird es nur schlimmer, wenn du versuchst, der anderen Person zu helfen. Du nimmst ihr dann die Lernthemen ab, und sie selbst entwickelt sich dadurch nicht weiter. Du wirst dadurch das Thema nicht lösen, weder bei dir noch bei deinem Gegenüber.

Mitleid kann die Bindung zwischen zwei Menschen also verstärken. Und ich wähle bewusst an dieser Stelle das Wort »Bindung«, weil Bindung und Liebe nicht dasselbe sind, aber oft verwechselt werden. Diese unbewusste Verwechslung sorgt dafür, dass wir uns in toxischen Konstellationen wiederfinden und dort aus Mitleid verharren.

MANAGE NICHT LÄNGER DIE EMOTIONEN ANDERER MENSCHEN

Verspürst du manchmal den Drang, die Emotionen von anderen Menschen zu managen, weil du als hochsensible Person die Fremdenergie in einem Raum wahrnimmst? In diesem Abschnitt möchte ich dir zeigen, wie du das Managen von fremden Emotionen ablegen und gesündere Strategien wählen kannst.

Viele hochsensible Menschen neigen nicht nur dazu, die Emotionen von anderen Personen aufzusaugen, sondern auch die Emotionen managen zu wollen. Das geschieht erst recht dann, wenn die andere Person eine negative Emotion in sich trägt, also beispielsweise depressiv, erschöpft oder sogar wütend ist. Doch vielleicht ist dir schon aufgefallen, dass der Versuch, die Emotionen anderer Menschen zu managen, meistens fehlschlägt. Denn es ist schlicht und ergreifend nicht möglich, anderen Menschen ihre emotionale Last abzunehmen. Natürlich kannst du anderen Menschen eine Co-Regulation anbieten – vorausgesetzt, du hast gelernt, dich selbst gut zu regulieren und weißt, wie

Co-Regulation funktioniert –, aber selbst das ist keine Garantie dafür, dass die Co-Regulation von deinem Gegenüber angenommen wird. Wenn du also bisher immer wieder versucht hast, der anderen Person zu helfen, indem du ihr die Emotionen abnehmen wolltest, dann hast du eine große emotionale Last übernommen. Vielleicht hast du selbst nach diesem Versuch des energetischen Emotionsmanagements schon festgestellt, dass du noch lange damit beschäftigt warst, diese Emotionen zu verarbeiten. Der Versuch ist zum Scheitern verurteilt: Denn du kannst nichts verarbeiten, was nicht zu dir gehört!

Diese Form des Managements fremder Emotionen ist ebenfalls ein Überlebensmechanismus aus deiner Kindheit, wenn du in einer dysfunktionalen Familie aufgewachsen bist. Wenn du ein*e Emotionsmanager*in bist, frage dich einmal, bei welchen Personen oder bei welchen spezifischen Emotionen dieser Überlebensmechanismus bei dir anspringt. Das Aufwachsen in einem unberechenbaren Zuhause, wo du nie wusstest, wie die Stimmung ist oder was als Nächstes passiert, sorgte dafür, dass du unter ständiger Anspannung groß geworden bist. Du hast damals das Leben als ständige Gefahr erlebt, sodass du dich nie richtig sicher fühlen konntest. Somit ist der Drang, die Emotionen von anderen Menschen zu managen, ein Relikt aus der Vergangenheit. Die Frage lautet also: »Inwiefern bist du in Zukunft in der Lage, deine eigenen Emotionen zu regulieren und ihnen einen sicheren Platz zu geben?« Wenn du einen Raum betrittst und überflutet bist von den Emotionen anderer Menschen, dann ist das eigentlich ein klares Zeichen dafür, dass du dich dir selbst zuwenden solltest, anstatt deine feinen Antennen nach außen zu richten.

FAZIT SCHATTENARBEIT

Wenn wir uns noch einmal dem Schatten aus der Vergangenheit zuwenden, dann dürfen wir erkennen, dass in der Kindheit keine ausreichende Co-Regulation in intensiven emotionalen Zuständen stattgefunden hat. Dadurch hast du gelernt, die Sicherheit im Außen zu suchen, was später zu einer konstanten Orientierung nach außen führte, anstatt einen Anker in dir selbst zu finden und mit dir selbst verbunden zu bleiben. Dadurch, dass du immer wieder dein Umfeld unbewusst nach Gefahren abscannst, fühlst du dich ausgelaugt. Du vernachlässigst dich selbst und nimmst deine eigenen Bedürfnisse nicht wahr. Das kann schlussendlich dazu führen, dass du dich von dir selbst distanzierst und keine klaren Grenzen setzt. Auf lange Sicht kann dies zu einer chronischen Dysregulation deines Nervensystems und zu körperlichen Symptomen führen. Dieser Mechanismus begleitet dich so lange, bis du lernst, dich selbst zu regulieren und deine Grenzen zu wahren. Eine gute Selbstregulationsfähigkeit bedeutet also, dass du deine Grenzen behüten und mit deinem Körper verbunden bleiben kannst. Im Gegensatz dazu führt das Managen von fremden Emotionen dazu, dass du dich in die Geschichten von anderen Menschen verwickeln lässt. Es ist also enorm wichtig zu erkennen, wie viel du von anderen übernimmst und wie sehr es dein Leben beeinflusst. Vergiss nicht: Die Selbstverbindung ist entscheidend, damit du dich selbst regulieren kannst!

NÄHRENDE RÄUME
SCHAFFEN

»**ENERGIEN** LÜGEN NICHT,
MENSCHEN SCHON.«

WARUM HEILSAME UMGEBUNGEN WICHTIG SIND

Für feinfühlige Menschen hat das Umfeld eine besondere Bedeutung. Wenn du in einem Umfeld aufgewachsen bist, in dem du nicht genügend Unterstützung erfahren hast, ist es umso wichtiger, im Erwachsenenalter diese Komponente »nachzunähren«. Denn hierzu ist es nie zu spät. Ich möchte dir dieses Prinzip energetisch erklären. Das Umfeld zu verändern und Menschen zu finden, die dir guttun, ist ein Prozess. Oft müssen wir erst lernen, was ungesunde Beziehungsmuster sind und wie wir gesunde Beziehungen führen können. Der Umgang mit der eigenen Familie stellt für Menschen, die ein Kindheitstrauma erlebt haben, oft eine schwierige Komponente dar – und ein Kontaktabbruch ist oft keine Option.

Ich möchte dir zeigen, wie du dein Umfeld verändern kannst, indem wir eine neue Perspektive einnehmen und uns auf die energetische Ebene konzentrieren. Es geht darum, das Unsichtbare für dich sichtbar zu machen, sodass du entsprechend handeln kannst. Denn, was dich bisher bei der Wahl deines Umfelds beeinflusst hat, sind keine oberflächlichen Kriterien, sondern die Frequenz dahinter. Genau diese Frequenz sorgt dafür, dass du immer wieder ähnliche Erfahrungen machst, die mit Trauma und Drama verbunden sind. Warum ist das so? Je mehr ungeheilte seelische Wunden wir in uns tragen, desto unbewusster treffen wir Entscheidungen in Bezug auf unsere Beziehungen. Dann treffen wir auf Menschen, die kompatibel zu unseren eigenen Wunden sind. Es geht darum, ein tieferes Verständnis für die energetischen Einflüsse in unserem Umfeld zu entwickeln und darauf zu reagieren, um unsere eigene Energie zu schützen. Es gibt Menschen, die werden stets das Beste in dir zum Vorschein bringen. Aber es gibt auch Menschen, die das Schlechte in dir verstärken.

Solange du unbewusste Entscheidungen triffst und deine eigenen Wunden nicht bewusst betrachtest, passiert es schnell, dass du Teil einer Trauma-Dynamik und zum Kollateralschaden in den Themen einer anderen Person werden kannst. Dadurch treten merkwürdige oder negative Ereignisse in deinem Leben auf, die eigentlich nichts mit dir zu tun haben. Das ist der Effekt der Trauma-Lawine, der durch mangelnde Grenzen, Sicherheit und Regulationsfähigkeit einsetzt. Es geht darum, die feinen Nuancen wahrzunehmen und zu erkennen, wann andere Menschen ängstlich, seltsam oder gar narzisstisch sind.

»Energien lügen nicht, Menschen schon.«

Denn all diese Dinge können für feine Menschen mit Trauma im Gepäck einen negativen Einfluss darstellen. Sei dir bewusst: Je länger wir Zeit mit Personen verbringen, desto mehr übernehmen wir unbewusst von ihnen. Das Setzen von Grenzen kann eine Herausforderung sein, wenn du bisher noch nicht gelernt hast, Grenzen zu setzen. Es kann unangenehm sein, der anderen Person mitzuteilen, dass du nicht mehr Teil des Drama-Dreiecks sein möchtest. Und es erfordert Mut. Das bedeutet nicht, dass du den Kontakt von heute auf morgen abbrechen musst. Wie wäre es also erst einmal mit einem sanfteren Weg, indem du den Kontakt reduzierst?

Ein Beispiel: Du siehst jemanden aus der Ferne und spürst sofort seine negative, manipulative Energie. Statt dich von dieser Person beeinflussen zu lassen, entscheidest du, Abstand zu halten. Es ist ein unglaubliches Geschenk, diese Sensibilität zu spüren und sich rechtzeitig zurückzuziehen, bevor der Verstand begreift, was vor sich geht.

SICHERE BEGLEITER FINDEN

Wir Menschen sind sicherlich nicht dazu bestimmt, allein zu leben. Doch viele von uns haben eine Abhängigkeit erlebt, die wir so nicht mehr möchten, die sogenannte Co-Abhängigkeit. Natürlich gibt es auch gesunde Abhängigkeiten, die wir uns immer wieder ins Gedächtnis rufen sollten. Und dahin sollte auch dein Fokus fließen. Die Verbindung zu anderen Menschen ist nichts Schlechtes. Wenn wir sichere Personen in unserem Umfeld haben, denen wir vertrauen und denen wir mitteilen können, wie wir uns fühlen, von denen wir gesehen und uns geliebt fühlen, dann hat das einen positiven Effekt auf unser Leben, unser Wohlbefinden und unser persönliches Wachstum. Und das fördert auch die Heilung. Gemeinsam, statt einsam geht vieles einfacher. Denn was in der Verbindung mit diesen Menschen stattfindet, ist eine Co-Regulation. Wie du bereits auf Seite 86 erfahren hast, ist Co-Regulation eine natürliche Verhaltensweise, die wir während unserer Kindheit erfahren sollten, indem unsere Bindungspersonen auf unsere Bedürfnisse eingehen. Doch bei vielen Menschen hat diese Regulation nicht oder nicht ausreichend stattgefunden. Diese unsicheren Bindungserfahrungen spiegeln sich dann später im Erwachsenenalter wider, indem du immer wieder auf toxische Personen triffst, die dein Nervensystem irritieren und dafür sorgen, dass sich die Bindungserfahrungen aus der Kindheit stets wiederholen. Diese unsicheren Menschen führen dazu, dass alte Wunden nicht heilen können und sind auch der Grund dafür, dass du dich bisher nicht über andere Personen Co-regulieren konntest. Um die Auswahl der Menschen, die wir in unser Leben lassen, achtsamer zu gestalten, müssen wir erst einmal zwei wesentliche Fragen klären:

- Was sind »unsichere« Personen und welche Merkmale werden ihnen zugeschrieben?
- Was sind »sichere« Personen und welche Merkmale werden ihnen zugeschrieben?

UNSICHERE PERSONEN ...

- ... sind oft nicht authentisch. Das merkst du daran, dass die Handlungen nicht zu den Worten passen. Wenn dir deine Intuition sagt: Hier stimmt etwas nicht, dann solltest du dieser Eingebung nachgehen. Deine Intuition ist ein wichtiger Indikator, um festzustellen, ob diese Person sicher oder unsicher ist.
- ... halten oft ihre Versprechen nicht ein.
- ... können sich nicht entschuldigen, sich nicht selbst reflektieren oder über ihre Gefühle sprechen. Oft versuchen sie, deine Gefühle kleinzureden, wenn du dich ihnen anvertraust.
- ... kennen keine Empathie oder Mitgefühl.
- ... spielen dich gegen andere aus. Sie nutzen deine Verletzlichkeit aus, stehen nicht zu dir oder sprechen schlecht über dich hinter deinem Rücken.
- ... können keine Verantwortung übernehmen und schieben die Schuld immer auf andere.
- ... sind oft manipulativ und sprechen nicht die Wahrheit.
- ... wiederholen immer wieder dieselben Fehler, lernen somit nicht aus ihren Fehltritten und wachsen nicht daran.

Eine weitere Ebene, an der du merken kannst, ob du es mit unsicheren Menschen zu tun hast, ist die Gefühlsebene. Was löst diese Person in dir aus? Ich spüre meistens gegenüber unsicheren Personen einen Widerstand. Mir fehlt ihre Integrität und ich spüre, dass etwas nicht zusammenpasst. Manchmal reagiert mein Körper, indem mir schlecht wird oder ich Kopfschmerzen bekomme. In der Gegenwart unsicherer Menschen fühle ich mich nicht geerdet. Es ist, als ob ich den Boden unter den Füßen verliere. Sie triggern oft unangenehme Gefühle in mir wie Frustration, Ärger und Wut. In Gegenwart solcher Menschen fühle ich Stress oder Anspannung und verspüre den Wunsch zu flüchten. Es kann sogar passieren, dass ich mich von meinem Körper abspalte, um diesen unangenehmen Gefühlen zu entkommen. Ich fühle mich verwirrt oder sogar ohnmächtig und möchte mich am liebsten zurückziehen. Vielleicht kennst du diese Gefühle auch? Sie sind ein klares Anzeichen dafür, dass du dich in einem unsicheren Umfeld befindest.

Befinde ich mich jedoch in einem sicheren Umfeld, spüre ich Frieden und kann mich entspannen. Ich bin geerdet und fühle mich selbstbewusst. Ich kann mich offen und verletzlich zeigen. Die sichere Person respektiert meine Grenzen und gibt mir ein Gefühl von Vertrauen und Zuverlässigkeit. Sie ist bereit, Kompromisse einzugehen, kann über ihre Gefühle sprechen und gibt ehrliches Feedback. Natürlich gibt es noch weitere Merkmale, anhand der du eine sichere Person erkennen kannst.

SICHERE PERSONEN …

- … wirken gelassen und strahlen eine innere Stärke aus.
- … geben dir das Gefühl von Sicherheit und Vertrauen.
- … hören dir zu und respektieren deine Gefühle.
- … sind stabil und zuverlässig. Du kannst mit ihnen Konflikte durchstehen und lösen.
- … haben eine positive Ausstrahlung und bringen das Beste in dir zum Vorschein.

Wenn du dir sichere Menschen, sogenannte »Ankermenschen«, aussuchst, ist es wichtig, auf dein Bauchgefühl zu hören. Achte darauf, ob und welche Themen hochkommen. Entscheide dich für Menschen, die dir guttun und dir zur Seite stehen. Leider ist es nicht immer möglich, ein ideales Umfeld zu haben. Du wirst in deinem Leben immer wieder auf unsichere Personen treffen. Das lässt sich nicht vermeiden. Aber du kannst über bestimmte Techniken lernen, besser mit einem unsicheren Umfeld umzugehen. Dennoch empfehle ich dir, darauf zu achten, dass dein engster Kreis überwiegend aus Ankermenschen besteht.

JOURNALFRAGEN ZUR IDENTIFIKATION DEINER ANKERMENSCHEN

Nutze die folgenden Fragen, um unsichere Menschen und sichere Ankermenschen in deinem Leben zu identifizieren. Die Fragen verhelfen dir zu mehr Klarheit, sodass du deinen Fokus auf die Menschen legen kannst, die dir guttun und die sicher für dich sind:

1. Welche Merkmale oder Verhaltensweisen unsicherer Personen erkenne ich in meinem Leben? Wie wirken sie sich auf mich aus?
2. Welche Gefühle lösen unsichere Personen in mir aus? Erkenne ich Parallelen zu anderen unsicheren Menschen?
3. Welche Merkmale oder Verhaltensweisen sicherer Personen erkenne ich in meinem Leben? Wie wirken sie sich auf mich aus?
4. Was muss ich verändern, um sicherzustellen, dass ich mich in gesunden Beziehungen mit sicheren Personen befinde und meine emotionalen Bedürfnisse erfüllt werden?

TOXISCHE BEZIEHUNGEN ERKENNEN

Häufig treffen feinfühlige Personen auf manipulative Menschen. Sie spiegeln uns Themen aus unserer Kindheit wider, insbesondere dann, wenn wir in einer Familie aufgewachsen sind, in der emotionaler Missbrauch in Form von Manipulation stattgefunden hat. Diese unsicheren Bindungserfahrungen von damals führen dazu, dass wir auch im Erwachsenenalter immer wieder auf manipulative Menschen treffen. Diese Menschen können uns stark ausbremsen und dafür sorgen, dass alte seelische Wunden wieder aufreißen. Ein bewusster Umgang mit toxischen Personen ist daher von besonderer Relevanz.

Um früh genug zu bemerken, ob du es mit einer toxischen, manipulativen Beziehung zu tun hast, möchte ich dir gerne ein paar klare Anzeichen als Erkennungsmerkmale nennen.

MANIPULATIVE PERSONEN ...

- ... geben dir das Gefühl, dass sie Spielchen mit dir spielen. Du ahnst die nächsten Schritte der anderen Person und entwickelst dadurch negative Gefühle in bestimmten Situationen.

- ... versuchen, dich in eine Abhängigkeit zu bringen, indem sie die Regeln des Spiels bestimmen.

- ... sind es nicht gewohnt, Grenzen gesetzt zu bekommen und erkennen deine Grenzen nicht oder ignorieren sie. Da hochsensible Menschen oft Schwierigkeiten damit haben, Grenzen zu setzen – sei es energetisch oder verbal, fühlen sie sich der manipulativen Person oft ausgeliefert. Es ist daher wichtig, dass du das rechtzeitig erkennst, damit du entsprechend handeln kannst und dich von solchen Personen distanzierst, um deine Grenzen zu wahren.

- … erpressen dich auf emotionale Weise. Emotionale Erpressung ist auf den ersten Blick schwer zu erkennen, weil sie subtil ist. Sie zeigt sich durch passiv-aggressive Bemerkungen bis hin zu Schweigen oder Liebesentzug. Diese Art von Erpressung zielt darauf ab, Schuldgefühle und Angst in dir zu erzeugen, und somit Macht und Kontrolle über dich zu haben. Um dich davor zu schützen, ist es wichtig, dieses Form der Manipulation zu erkennen und bewusst klare Grenzen zu setzen.

- … nutzen deine Schwächen aus. Sie kennen deine Schwachstellen genau und versuchen bewusst Abhängigkeiten zu schaffen, damit ihre Welt funktioniert. Denn sobald diese Abhängigkeiten nicht mehr existieren, funktioniert ihre Realität nicht mehr und alles bricht zusammen wie ein Kartenhaus. Das ist der Grund, weshalb sie große Angst vor Kontrollverlust haben. Sei dir bewusst: Kaum eine Handlung ist absichtslos. Hinter allen Handlungen stecken Absichten.

- … können dir das Gefühl geben, dass ihr persönliches Thema dein Problem ist. Man spricht dann von Projektionen. Für feinfühlige Menschen, die das nicht differenzieren können, besteht dann die Gefahr, sich diese fremden Themen anzueignen und sich selbst zu belasten. Wenn du das Gefühl hast, dass ein bestimmtes Thema nicht zu dir gehört, dann stell dir die Frage, ob das Thema vielleicht zu einer anderen Person (zum Beispiel deiner Mutter, deinem Vater, deiner Tante, deiner Oma oder deiner Schwester) passen könnte. Solange du dich nicht abgrenzen kannst, wirst du dich immer in einer Abhängigkeit befinden. Das bedeutet auch, dass du nicht genügend Energie aufbringen kannst, dein eigenes Leben zu gestalten, da du deine Energie darauf verwendest, die Probleme von anderen Menschen zu lösen. Hier darfst du ein energetisches Stoppschild setzen!

Manipulative Menschen wirken nach außen hin stark, aber sind innerlich zerbrechlich. Wenn wir uns dessen bewusst sind, können wir unsere eigene Macht zurückgewinnen und uns von der Manipulation befreien. Schaffen wir es nicht, Grenzen zu setzen, hat das die Folge, dass Emotionen wie Wut in uns ausgelöst werden. Wir haben das Gefühl, dass die andere Person uns ungerecht behandelt und fühlen uns ohnmächtig. Es ist ratsam, dich in solchen Momenten selbst zu stärken und dir bewusst zu machen, dass du als erwachsene Person die Wahl hast. Du bist nicht mehr das kleine, hilflose Kind, das keine Grenzen zeigen durfte, da es brav und gehorsam sein musste. Du darfst ab jetzt gesunde Entscheidungen für dich treffen!

JOURNALFRAGEN ZUM THEMA »MANIPULATION«

Diese Fragen können dir dabei helfen, deine eigenen Erfahrungen mit Manipulationen zu reflektieren und Wege zu finden, dich besser davor zu schützen und so gesündere Beziehungen aufzubauen.

1. Hattest du jemals das Gefühl, von jemandem manipuliert worden zu sein? Wenn ja, wie hat sich das geäußert?
2. Wie reagierst du auf Manipulationen? Isolierst du dich? Lenkst du dich ab? Erwiderst du mit starken Emotionen?
3. Gibt es Muster oder Warnsignale, die du erkennst, wenn es um manipulative Menschen geht?

KRAFTORTE ALS EXTERNE ENERGIEQUELLE NUTZEN

Viele Menschen denken, dass sie ihr Leben bis ins kleinste Detail kontrollieren müssen. Doch es gibt einige Faktoren, die wir einfach nicht beeinflussen oder ändern können. Zum Beispiel was andere Menschen über uns denken, wie sich unser Umfeld verhält oder auch gewisse physikalische Gesetze, die uns einschränken. Besonders traumatisierte Menschen verschwenden oft ihre wertvolle Lebensenergie auf Dinge, die sich nicht ändern lassen. Sie bauen dann einen großen Widerstand dem Leben gegenüber auf. Daher ist es wichtig, dass wir uns vermehrt auf die Dinge konzentrieren, die wir verändern können. Denn das bringt uns zurück in unsere Kraft und ist ein wichtiger Bestandteil, wenn es darum geht, unsere Schattenanteile zu integrieren, um zurück ins Licht zu finden.

Eine Sache, die wir verändern dürfen, ist unser Wohnort oder der Ort, an dem wir uns aufhalten. Was kannst du also tun, wenn du das Gefühl hast, dass die Energie zu Hause nicht gut ist? Der erste Schritt ist, die Situation anzunehmen und zu akzeptieren, wie sie ist. Versuch dir also bitte nicht einzureden, dass etwas mit deiner Wahrnehmung nicht stimmt, sondern gestehe dir ein, dass die Energie zu Hause nicht optimal für dich ist – sei es aufgrund der Energie im Raum, die du beispielsweise über Feng Shui (traditionelle chinesische Harmonielehre) oder Vastu (indische Architekturlehre nach den Naturgesetzen der fünf Elemente) aufwerten könntest, oder aufgrund gewisser Menschen in deinem Umfeld. Es kann sein, dass du als feinfühliger Mensch diese energetischen Störfrequenzen besonders wahrnimmst. Da wir die Situation jedoch nicht von heute auf morgen ändern können, gibt es eine Sache, die du sofort umsetzen kannst: Du kannst die heilsame Kraft der Natur und die Magie der Kraftorte nutzen. Denn beide schenken dir Energie. Dabei kann dein persönlicher Kraftort überall in der Natur sein. Manche

Menschen gehen gerne in den Wald, andere lieber auf eine Blumenwiese, manchen reicht es schon, wenn sie in den Stadtpark gehen und wiederum andere halten sich gerne in der Nähe eines Baches auf. Beobachte mal, welcher Ort dir am meisten Energie schenkt. Und dann gibt es noch offizielle Kraftorte: In Deutschland sind das zum Beispiel Orte, die sich entlang der Ley-Linien (»Heilige Linien») befinden. Diesen geografischen Linien wird eine besondere Kraft nachgesagt. Ich nutze diese Orte gerne, wenn ich auf der Suche nach neuen Ideen bin. Als hochsensibler Mensch kannst du dort also besonders gut Kraft auftanken und deine Energien klären.

IMAGINATIONSÜBUNG: DEIN KRAFTORT

Ich lade dich ein, deinen inneren Kraftort zu finden. Bitte lies dir zuerst die Anleitung in Ruhe durch, bevor du mit der Übung beginnst. Diese Übung kann dir dabei helfen, dich mit der positiven Energie deines Kraftorts aufzuladen.

Finde einen Ort oder ein Zimmer, wo du ungestört bist, und begib dich in eine bequeme Sitz- oder Liegeposition. Wenn du möchtest, schließe sanft deine Augen und fokussiere dich auf deinen Atmen. Stell dir vor, wie du an einem Ort bist, der dich aufatmen lässt und dir guttut. Dies kann ein Platz in der Natur sein oder jeder andere Ort, der mit dir in Resonanz geht. Verbinde dich mit der Kraft dieses Ortes und spüre nach, was sich in dir verändert, wenn du dich mit deinem inneren Kraftort verbindest. Wenn du möchtest, erlaube es dieser Energie, dich zu stärken und aufzuladen. Wenn du bereit bist, kehre langsam wieder in deinen Alltag zurück. Öffne deine Augen und nimm dir einen Moment Zeit, um zu ergründen, ob und was sich in dir verändert hat.

KRAFTQUELLEN ENTDECKEN

Kraftquellen sind unsere wichtigsten Anker im Alltag. Sie sind wie die Luft zum Atmen. Da die Auseinandersetzung mit den eigenen Schatten ein sehr intensives Thema ist, dürfen wir die positiven Aspekte auf unserer Reise der Heilung nie aus den Augen verlieren. Wenn wir traumatisiert worden sind und nicht in der Lage waren, die traumatischen Erfahrungen zu integrieren, dann haben wir oft keine Kraftquellen zur Verfügung – insbesondere in toxischen Beziehungen. Wenn du toxischen Missbrauch erlebt hast, dann findest du dich am Ende der Beziehung ohne Kraftquellen wieder. Viele Menschen, denen ich in meiner Arbeit begegnen durfte, konnten mir keine persönlichen Kraftquellen nennen, weil sie sich so weit von sich selbst entfernt hatten. Sie haben nur noch funktioniert und waren im Überlebensmodus. Wenn du nur damit beschäftigt bist zu funktionieren, dann hast du keine Zeit mehr, um deine Kraftquellen zu nutzen. Stattdessen wird der Energieverlust immer größer, bis du energetisch gesehen vollkommen leer bist. Deswegen möchte ich dir ans Herz legen, dass du dir deiner persönlichen Kraftquellen bewusst wirst. Das geht am besten, indem du einen Zettel nimmst und dir notierst, was dir guttut und was dir Kraft gibt. Dabei kann alles Mögliche eine Kraftquelle für dich sein.

Anfangs kann es normal sein, dass der Zugang zu deinen Kraftquellen verschüttet ist. Je mehr du dich damit jedoch auseinandersetzt, desto mehr Kraftquellen werden dir mit der Zeit bewusst. Falls du zu Beginn noch vor einem leeren Blatt sitzt, dann lass das leere Blatt einfach liegen und vervollständige es beispielsweise im Laufe der Woche. Je mehr Kraftquellen du findest, die du in deinen Alltag integrieren kannst, umso besser. Sie stellen dein Fundament dar. Ohne dieses Fundament ist es kaum möglich, ein altes Trauma zu integrieren beziehungsweise eine nachhaltige Veränderung zu bewirken. Es ist vor allem dann eine wertvolle Unterstützung, wenn seelische Wunden aus der Kindheit getriggert werden. Deine Kraftquellen fungieren dann wie ein Auffangbecken, wenn du das Gefühl hast, den Boden unter den Füßen zu verlieren. Denn immer, wenn du getriggert wirst, ist ein Teil von dir mit der Vergangenheit beschäftigt. Deine Kraftquellen helfen dir dabei, in dir verankert zu bleiben. Sie geben dir ein Gefühl von Sicherheit, Entspannung und Geborgenheit.

Es gibt Kraftquellen, die aus dir heraus entstehen können und Kraftquellen, die aus unserer Umgebung kommen. Unter inneren Kraftquellen lassen sich beispielsweise Eigenschaften wie Humor oder auch bestimmte Kompetenzen, Fähigkeiten, Stärken und positive Erinnerungen nennen. Äußere Kraftquellen hingegen beziehen sich auf Orte, Mittel und Gegenstände im Außen. Dazu gehören beispielsweise finanzielle Mittel oder, wie auf den Seiten zuvor erwähnt, die Natur. Des Weiteren können ehrenamtliche Aktivitäten, soziales Engagement, Hobbys, Musik, Literatur oder Kunst als äußere Kraftquellen fungieren. Zu guter Letzt gibt es auch Kraftquellen, die sich auf Lebewesen wie Menschen oder Tiere konzentrieren. Dazu gehören Familienmitglieder, Freund*innen, Partner*innen, Nachbar*innen, Tiere, Kolleg*innen oder auch eine professionelle Hilfe.

Es ist unerlässlich, diese Kraftquellen zu erkennen und zu nutzen, da sie maßgeblich dazu beitragen, ein erfülltes Leben zu führen und das persönliche Wohlbefinden zu steigern. Insbesondere bei traumatischen Erfahrungen brechen diese Ressourcen oft weg. Es ist daher besonders wichtig, sich ausreichend Zeit und Raum zu nehmen, um diese Kraftquellen wiederzuentdecken und auch zu nutzen.

MÖGLICHE KRAFTQUELLEN

Um dir ein besseres Bild von Kraftquellen zu vermitteln, möchte ich dir hier ein paar Inspirationen mit auf den Weg geben.

- Atemübungen
- Beruhigende Musik
- Berührungen
- Gesunder Schlaf
- Haustiere
- Hobbys
- Kreativität
- Lachen und Humor
- Natur
- Techniken zur Stressbewältigung
- Traumasensible Meditation
- Traumasensibles Yoga
- Warme Bäder
- Warme Getränke

WEGE AUS DEM **SCHATTEN INS LICHT**

WIE ZEIGT SICH EIN GESPEICHERTES TRAUMA?

Ein gespeichertes Trauma kann sich auf unterschiedliche Art und Weise zeigen. Typische Anzeichen können sein:

- Chronische Schmerzen
- Verspannungen
- Schlafstörungen
- Angstzustände
- Verdauungsprobleme und Magen-Darm-Beschwerden
- Albträume

Ich finde dabei das Thema Albträume besonders spannend und zugleich ein unterschätztes Thema. Unser Körper versucht, Trauma über Träume zu verarbeiten, doch oft führt diese Form der Verarbeitung zu keiner Lösung. Unser autonomes Nervensystem ist darauf ausgelegt, auf Stress zu reagieren. Wenn wir beispielsweise einen Albtraum nicht verarbeiten können – aus Zeit- oder Kapazitätsgründen – und intensive Gefühlszustände uns überfluten, kommt es langfristig zu einer Speicherung der aufgestauten Energie.

Die Anzeichen von gespeichertem Trauma im Körper sind nicht immer offensichtlich und werden leider oft nicht ernst genommen. Meist verschreiben Ärzt*innen zur Behandlung ein herkömmliches Mittel wie zum Beispiel irgendwelche Tabletten, welche die Symptome nur unterdrücken, statt der Ursache auf den Grund zu gehen und diese zu behandeln. Die Folge ist, dass die Symptome immer wiederkommen und wir weiter Tabletten nehmen – ein Teufelskreis. Wir werden in unserer Gesellschaft ständig mit Stress konfrontiert. Durch unsere feinen Antennen nehmen wir alles im Außen wahr, sodass unser Nervensystem permanent mit Reizen überflutet wird und wir Probleme damit haben, diese zu regulieren. Ein bewusster Umgang damit ist also äußerst wichtig.

Stell dir deinen Körper als Gefäß vor. Dieses Gefäß enthält gespeicherte Trauma-Energie. Bei einigen Menschen ist das Gefäß bereits bis oben hin gefüllt, ohne dass sie sich dessen bewusst sind. Es wäre also an der Zeit, den Inhalt des Gefäßes nach und nach abzubauen, denn sonst wird es irgendwann überlaufen. Doch das geht nicht über Nacht, sondern ist ein Prozess. Wenn du dich in einem toxischen Umfeld befindest und ständig unter Stress stehst, ist es schwieriger, ein gespeichertes Trauma abzubauen, als wenn du von einem gesunden Umfeld umgeben bist. Deswegen ist ein Bewusstsein darüber, dass wir in unserem bisherigen Leben Trauma-Energie angesammelt, aber noch nicht abgebaut haben, sehr wichtig. In den meisten Fällen kommt immer mehr Stress- beziehungsweise Trauma-Energie hinzu und unser Gefäß droht überzulaufen.

Oft sind wir im Alltag zu wenig mit uns selbst verbunden, um uns Gedanken darüber zu machen, wie wir auf Herausforderungen des Lebens am besten reagieren. Wie nehmen wahr, dass etwas nicht stimmt, aber setzen uns nicht tiefergehend damit auseinander, weil wir weiter »funktionieren« müssen. Wenn wir uns zu wenig mit unserem Nervensystem und der Reaktion unseres Körpers beschäftigen, entsteht das Problem, dass wir auftretende Symptome nicht in einen Zusammenhang bringen können. Wenn es um den Umgang mit gespeichertem Trauma geht, dann ist die Regulation des Nervensystems aber von großer Relevanz. Wie du bereits erfahren hast, kann diese Regulation von außen geschehen durch Co-Regulation, aber auch durch dich selbst in Form der Selbstregulation. Durch die Regulation des Nervensystems lässt sich die Heftigkeit von den Emotionen (Frequenzen) leichter bewältigen.

Vermutlich hattest du bislang nicht die Ressourcen, die dich dabei unterstützen, alte Trauma-Energie abzubauen und dein Trauma-Gefäß zu leeren. Bitte setze dich damit nicht unter Druck. Denn Druck blockiert nur deinen Heilungsprozess. Es braucht Zeit, Wissen und eine bestimmte Vorgehensweise, sich von einem alten Trauma zu lösen. Dein Verstand muss dir zunächst seine Zustimmung geben, um mit dem Körper zusammenzuarbeiten. Das heißt, die Sicherheit muss erst einmal im Kopf stattfinden, bevor sie im Körper stattfindet.

IMAGINATIONSÜBUNG: SELBSTREGULATION

In dieser kraftvollen Übung geht es darum, bewusst den Fokus auf die Menschen zu legen, die eine gute Selbstregulationsfähigkeit haben. Du darfst dir energetisch ihr Nervensystem »ausleihen«, um wahrzunehmen, wie es sich anfühlt, wenn du dich selbst gut regulieren kannst. Lies dir bitte zunächst die Anleitung in Ruhe durch, bevor du mit der Übung beginnst.

Schließe gerne deine Augen. Konzentriere dich auf deinen Atem und achte darauf, dass deine Ausatmung länger ist als deine Einatmung.

Denke nun an eine Person, die deiner Meinung nach in der Lage ist, ihre Gefühle gut zu regulieren. Wenn du keine Person kennst, stelle dir ein Tier oder dein Krafttier vor, welches ruhig und gelassen ist. Spüre in diese Energie hinein:

- Wie fühlt sich dieser Mensch oder dieses Tier an?
- Was nimmst du wahr? Vielleicht ein anderes Atemmuster? Eine andere Körperhaltung? Andere Gedanken?

Konzentriere dich auf die innere Ruhe. Spüre noch ein wenig nach, bevor du die Augen wieder öffnest und in deinen Alltag zurückkehrst!

WIE HEILE ICH SCHATTENTHEMEN AUS DER KINDHEIT?

Ohne Trauma-Heilung wird die Außenwelt mächtiger sein als du selbst und deine Lebensqualität einschränken. Das Trauma sorgt dafür, dass du keine gesunden Entscheidungen treffen kannst und dein Leben durch die Trauma-Brille siehst, mit dem Fokus stets auf das Negative gerichtet. Alles, was an Trauma-Inhalten nicht integriert worden ist, wird dein Leben regieren. Trauma-Heilung in Form von Schattenarbeit hilft dir dabei, wieder ein ausgewogenes Verhältnis zwischen deiner Außen- und deiner Innenwelt zu schaffen. Schattenarbeit ist ein komplexes Thema und es gibt sicherlich keine einheitliche Antwort darauf. Dennoch möchte ich dir meine Sichtweise mit auf den Weg geben. Du hast sicherlich schon den Spruch gehört: »Die Zeit heilt alle Wunden.« Aus Sicht des Nervensystems ist das nicht korrekt. Denn es braucht einen aktiven Part in uns, der sich mit der Trauma-Heilung beschäftigen möchte und auch bereit ist, Dinge zu verändern. Das ist ein sehr wichtiger Anteil in dir, der zuerst mit ins Boot geholt werden muss, bevor die Reise beginnt. Die reine Erkenntnis, dass dein Vater beispielsweise ein Narzisst ist, bringt noch lange keine Veränderung mit sich, da hier nur deine kognitive Ebene angesprochen wird und eben nicht deine körperliche Komponente, die aber wichtig ist, um die Transformation einzuleiten.

Wie heile ich nun also Schattenthemen aus der Kindheit?

1. **DIE DYNAMIK DES FAMILIENSYSTEMS:** Ich halte es für sinnvoll, sich zuerst mit dem Familiensystem auseinanderzusetzen, in dem wir aufgewachsen sind. Denn was uns oft fehlt, ist ein Verständnis über die Dynamiken, in denen wir uns befinden. Ich möchte dir anhand eines Beispiels verdeutlichen, wie solche Dynamiken dich ins Erwachsenenalter begleiten können, wenn du sie nicht erkennst und auflöst: Ein*e Narzisst*in kommt selten allein. Narzisstische Personen speisen ihr narzisstisches Verhalten durch ihre »Flying Monkeys«. Es sind die Menschen in ihrem Umfeld, die ihren Machtmissbrauch unterstützen. Diese Dynamiken bewirken, dass der Missbrauch weiterläuft, auch wenn du den Kontakt zu der narzisstischen Person abbrechen würdest. Um bei dem Beispiel des narzisstischen Vaters zu bleiben, kann es also passieren, dass du deinem Bruder etwas erzählst und er es direkt an deinen Vater weitergibt. Beim Transfer wird das Gesagte vielleicht noch verändert, sodass es nicht mehr der Wahrheit entspricht. Dein Vater wird den Kontakt zu deinem Bruder nutzen, um dich weiter zu manipulieren. Dei Bruder fungiert hier also als besagter Flying Monkey. Wie du erkennen kannst, ist es wichtig, nicht nur den Täter, sondern auch das Unterstützungssystem im Visier zu haben. Denn Flying Monkeys schützen die Täterin oder den Täter und können die ungesunde Dynamik in Form eines Drama-Dreiecks aufrechterhalten. Das Drama-Dreieck ist somit ein wesentlicher Bestandteil des dysfunktionalen Familiensystems, in welches du seit deiner Kindheit unbewusst involviert bist.

2. **DIE ROLLE DES KÖRPERS IM PROZESS DER HEILUNG:** Wie bereits zuvor erwähnt, reicht das Wissen um ein Trauma allein nicht aus, um es nachhaltig aufzulösen. Erst das Einbeziehen deines Körpers und deines Nervensystems helfen dir dabei, alte Trauma-Energie zu lösen und ein neues Verhalten zu erlernen. Das neue Lernverhalten kann dann so aussehen, dass du bei einem Trigger eine Pause zwischen Reiz und Reaktion integrierst. Die Pause ermöglicht es dir, dich nicht im Drama-Sog deines beispielsweise dysfunktionalen Familiensystems mitreißen zu lassen, sondern eine Vogelperspektive einzunehmen, aus der du die Situation in Ruhe beobachten kannst.

3. **GESUNDE GRENZEN:** Durch nicht vorhandene Grenzen können Schattenthemen stets wieder reaktiviert werden. Grenzen stellen also eine Art energetischen Schutz dar. Ohne Abgrenzung wird es dir nicht gelingen, dich von deinem dysfunktionalen Familiensystem abzukoppeln. Viele feinfühlige Menschen haben die schmerzliche Erfahrung gemacht, dass der Versuch, sich vom dysfunktionalen Familiensystem abzugrenzen, indem sie sich der Kontrolle entziehen und ihren eigenen Weg gehen, mit Missachtung oder »Silent Treatment« (Bestrafung durch Schweigen) bestraft wurde. So kann eine gesunde Abgrenzung mit negativen Gefühlen, wie Schuld und Scham, verbunden sein. Du darfst also nicht unterschätzen, wie tief diese Prägung sitzt. Dennoch: Grenzen zu setzen beziehungsweise sich abzugrenzen, ist ein wichtiger Schritt innerhalb deiner Heilungsreise!

4. **DAS GEFÜHL DER TRAUER:** Viele meiner Klient*innen berichten mir: »Jetzt, wo ich das alles weiß, bin ich auf einmal so fürchterlich traurig!« Bitte lass dich davon nicht beirren. Trauer hat ihre Daseinsberechtigung auf deiner Heilungsreise. Vermutlich ist Trauer die Emotion, die in deinem Familiensystem nie ausgedrückt worden ist und somit auch eine unverarbeitete Emotion darstellt. Es ist absolut normal, dass du traurig bist. Nur wenige Menschen haben in ihrer Kindheit erlebt, was für eine gesunde Beziehung elementar ist, wie beispielsweise Liebe, Zuneigung und Berührung. Also wundere dich bitte nicht, dass es während deines Prozesses immer wieder Rückschläge geben wird.

5. **DIE BEZIEHUNG ZU DIR SELBST:** Indem du authentisch deinen eigenen Weg gehst, heilst du auch die seelischen Wunden aus der Vergangenheit. Und das beginnt auf einer tiefen Körpersystemebene. Es geht dabei im Wesentlichen um den Entschluss, dich vom langen Schatten der Vergangenheit zu befreien und in deiner Innenwelt etwas zu verändern. Das ist genau das, was die Generationen vor dir nicht geschafft haben. Die Veränderung beginnt im Inneren, also im Nervensystem, indem du deine Selbstregulationsfähigkeit stärkst und die Co-Regulation nutzt, um die Sicherheit wiederherzustellen. Du wirst folglich weniger stark auf deine Außenwelt reagieren.

ALTE TRAUMA-ENERGIE LÖSEN

Wie zuvor beschrieben, ist die Integration von Selbstregulationspraktiken die einfachste Möglichkeit, um ein altes Trauma aus dem Körper aufzulösen. Denn sie unterstützen dich dabei, mit herausfordernden Situationen im Alltag besser umzugehen. Die Voraussetzung hierfür ist allerdings, dass eine Verbindung zu dir selbst bereits vorhanden ist.

Durch Selbstregulationspraktiken ermöglichen wir unserem Nervensystem eine schrittweise Neuprogrammierung. Das parasympathische Nervensystem, auch bekannt als Ruhesystem, spielt eine essenzielle Rolle bei der Stressbewältigung. Die Selbstregulation und die damit verbundenen Techniken aktivieren genau diesen parasympathischen Teil, was zu einer Verminderung von Anspannung und Stress führt. Ein entspanntes Nervensystem erlaubt es uns, Erlebtes zu verarbeiten und zu verdauen. Diesen Zustand sollten wir also vermehrt anstreben. Durch Selbstregulation gelingt es uns, wieder eine Verbindung von Körper und Geist herzustellen, wo zuvor durch Trauma eine Trennung herrschte. Die Wiederherstellung dieser Einheit ermöglicht es uns automatisch, gespeicherte Trauma-Energie loszulassen. Dadurch wirst du wieder Stück für Stück zu dir selbst finden und ein Gefühl der Selbstermächtigung erlangen.

Durch diese Veränderung auf der inneren Ebene können wir auch eine Veränderung in der äußeren Welt bewirken. Du wirst merken, dass sich viele toxische Personen aus deinem Umfeld von dir verabschieden, da sie mit deiner Veränderung nicht umgehen können. Dadurch, dass du in Resonanz gegenüber gesunden Beziehungen gehst, kannst du toxische Muster durchbrechen. Du wirst mehr Selbstmitgefühl entwickeln und die Beziehung zu dir selbst positiv verändern.

Die Reise der Trauma-Heilung kann zu Beginn für dein Nervensystem befremdlich sein. Insbesondere nach jahrelanger Dysregulation kann dein Nervensystem die Selbstregulationstechniken zunächst als etwas Bedrohliches einstufen. Deswegen dauert der Prozess der Heilung länger und erfordert auch Geduld, Übung und Durchhaltevermögen. Es wird auf dieser Reise Rückschritte geben, vielleicht gerade dann, wenn du beginnst, dich sicher zu fühlen. Besonders in diesen Momenten kann dich eine Verbindung zu dir selbst und die Fähigkeit der Selbstregulation oder eine Co-Regulation unterstützen. Mit diesen Werkzeugen ist es möglich, gesunde Entscheidungen aus der Ruhe heraus zu treffen und somit neue Erfahrungen zu sammeln und nicht weiter die alte Trauma-Schallplatte aufzulegen. Durch die Wiederherstellung der Verbindung zu deinem Körper wirst du bemerken, welche Faktoren Überlastung und Stress in deinem Nervensystem verursachen und folglich eine Veränderung anstoßen.

Ich finde es sehr beunruhigend, dass oft und lange Zeit unbemerkt bleibt, wie wir im Alltag nur noch funktionieren und dabei die lebenswerten Aspekte verlieren. Umso erfreulicher ist es, wenn du zurück zu deiner Ausgeglichenheit findest und dein mentales, emotionales sowie körperliches Wohlbefinden wieder zunimmt. Nach langjähriger chronischer Dysregulation wird sich dein Nervensystem bei dir bedanken, endlich wieder in Balance zu sein, statt ständig in Alarmbereitschaft.

Zum Abschluss dieses Kapitels möchte ich dir noch einen Überblick geben, welche sieben Hinweise dir zeigen, dass sich dein Nervensystem allmählich wieder reguliert und du beginnst, dein Leben wieder selbstbestimmter zu leben:

7 HINWEISE DAFÜR, DASS DEIN NERVENSYSTEM WIEDER IN BALANCE IST

1. Du empfindest eine stärkere Verbindung zu dir selbst.
2. Du fühlst dich geerdet.
3. Du nimmst deine innere Stimme wieder wahr.
4. Du kannst dich bewusst entspannen, ohne ein schlechtes Gewissen zu haben.
5. Deine Energie kommt zurück.
6. Trigger bringen dich nicht mehr so leicht aus der Fassung.
7. Deine kreative Ader entfaltet sich wieder.

SICHERHEIT AUS SICHT DES NERVENSYSTEMS

Der Aspekt der Sicherheit spielt bei der Schattenarbeit eine wichtige Rolle, doch leider wird dieser Aspekt häufig vergessen. Ohne das Gefühl der Sicherheit können alte Traumatisierungen nicht verarbeitet und keine Schattenanteile integriert werden. Erst durch das Gefühl der Sicherheit kann ein Raum in uns entstehen, der es ermöglicht, auch die lichtvolle Seite zu sehen.

Erinnere dich zurück: Dein Nervensystem ist dafür da, dein Überleben zu sichern, indem es zwischen Bedrohung und Sicherheit unterscheidet. Diese Unterscheidung bezieht sich aber nicht nur auf akute Überlebenssituationen, sondern ist auch im Alltag aktiv. Wenn wir bereits in jungen Jahren mit traumatisierenden Erfahrungen konfrontiert und von negativen und überwältigenden Gefühlen geprägt wurden, war diese Erfahrung aus Sicht des Nervensystems eine Gefahr. Unser Zuhause, der Ort, wo wir eigentlich Sicherheit erfahren sollten, wurde zur Bedrohung. Diese Ur-Ängste begleiten uns bis ins Erwachsenenalter und prägen unser Sicherheitsgefühl maßgeblich. Sobald du wieder mit einem ähnlichen Szenario aus deiner Kindheit konfrontiert wirst, werden diese Ur-Ängste reaktiviert.

Viele Menschen suchen ihren vermeintlichen Anker für Sicherheit in der Außenwelt – zum Beispiel in Form von finanzieller Sicherheit. Doch diese »Pseudo«-Sicherheiten führen nicht wirklich dazu, dass wir uns sicher fühlen. Denn die Grundlage für »emotionales« Wohlbefinden ist eine Sicherheit, die im Inneren entsteht. Nicht selten spricht man in diesem Kontext auch von »Ur-Vertrauen«. Stell dir öfter einmal die Frage: »Fühle ich mich gerade wohl in meinem Körper?«. Auf deinem Weg der Persönlichkeitsentwicklung wirst du merken, wie du immer besser reflektieren kannst, ob du dich sicher fühlst. Dennoch kann dich ein Trigger mal aus der Bahn werfen. Wenn du bereits eine gute Verbindung zu dir selbst hast, dann wirst du dich in bestimmten Situationen nicht nur unwohl fühlen, sondern auch dein Körper wird anfangen zu reagieren. Er wird dir signalisieren, dass du nicht in Sicherheit bist.

Leider nehmen wir körperlichen Reaktionen wie beispielsweise Schweißausbrüche, Herzklopfen oder Erstarren im Alltag oft nicht ernst oder unterdrücken sie, weil wir sie nicht einordnen können. Dieses »Nicht-einordnen-Können« spiegelt die Auswirkungen des langen Schattens der Vergangenheit wider. Dein Körper und dein Nervensystem verdeutlichen dir, was für dich in der Vergangenheit bedrohlich war. Wenn wir die Schatten nicht auflösen, begleiten sie uns ein Leben lang. Wir finden uns in Situationen wieder, in denen wir uns nicht erklären können, warum wir bestimmte Gefühle oder körperliche Reaktionen haben, eben weil wir es nicht mit unseren vergangenen Erfahrungen in Verbindung bringen können. Deswegen ist es so wichtig, dem Körper zu vertrauen und ihm die Möglichkeit zu geben, seine Geschichte zu erzählen.

»Was du nicht heilst, wird sich in deinem Leben wiederholen!«

Vielleicht kennst du das: Du durchlebst ein Tief und hast das Gefühl, du befindest dich gerade in einer emotionalen Abwärtsspirale. Es ist wie ein Topf voll sprudelndem Nudelwasser mit geschlossenem Deckel. Du weißt genau, dass du den Deckel eigentlich rechtzeitig abnehmen müsstest, damit das Wasser nicht überläuft. Doch du schaffst es einfach nicht. So in der Art ist es auch mit deinen Schattenthemen. Die seelischen Wunden sind sehr subtil und brauchen deine Zuwendung. Das impliziert ein Verständnis über und eine Verbindung mit deinem Körper und vor allem deinem Nervensystem.

» WAS DU NICHT **HEILST**, WIRD SICH IN DEINEM LEBEN **WIEDERHOLEN**! «

Häufig fehlt uns die Fähigkeit, mit den körperlichen Reaktionen umzugehen, und wir beginnen damit, alles direkt zu analysieren. Wenn du demnächst in eine bedrohliche oder unsichere Situation kommst, schenke zunächst deinen Körperempfindungen Anerkennung und rede diese nicht klein. Du darfst lernen, dass diese Empfindungen keine Einbildung sind, sondern eine berechtigte Reaktion deines Körpers. Im nächsten Schritt können kleine, sanfte Regulationsübungen (siehe Kasten) dir dabei helfen, deinem Nervensystem zu signalisieren, dass du in Sicherheit bist. Diese Vorgehensweise wird die ersten Male für dich ungewohnt sein, weil du vorher sicherlich andere Strategien zur Bewältigung gewählt hast. Gerade zu Beginn dieser Veränderung kann es empfehlenswert sein, einen gesunden Mittelweg zwischen deinen alten und den neuen Strategien zu finden, um später die alten Strategien zu reduzieren oder ganz aufzulösen.

Viele Menschen aus unserer Generation haben Eltern oder Großeltern, die nicht in der Lage waren, auf unsere Bedürfnisse und Emotionen im Kindesalter einzugehen und uns zu Co-regulieren. Dieser Mangel an Co-Regulation ist in unserer Gesellschaft weitverbreitet. Natürlich gibt es Ausnahmen und ich empfehle dir, die Hilfe der Menschen aus deinem Umfeld anzunehmen, die ausreichend Co-Regulation erfahren haben und die dich Co-regulieren können. Denn nur sie sind in der Lage, angemessen mit intensiven Gefühlszuständen umzugehen und dich auf deinem Weg zu begleiten. Durch Co-Regulation oder Selbstregulation kannst du dein Nervensystem wieder beruhigen und dir so einen sicheren Raum schaffen, um Schattenthemen aufzulösen und zu integrieren.

ÜBUNG: SICHERHEIT FINDEN

Ich lade dich ein, wieder in deinem Körper anzukommen, indem du deine Sinne aktivierst. Es kann etwas Zeit in Anspruch nehmen, bis du eine Veränderung fühlst. Bitte lies dir zunächst die Anleitung in Ruhe durch, bevor du beginnst.

Setze dich bequem hin und schließe gerne die Augen. Nimm dein eigenes Körpergewicht auf dem Stuhl, oder wo auch immer du dich gerade befindest, wahr.

- Fühle den Stoff deiner Kleidung, der Decke, des Kissens oder einer anderen Textur, die dich umgibt.
- Öffne die Augen und schau dich um. Orientiere dich ganz langsam mit deinem Blick an deiner Umgebung. Drehe dich langsam um deine eigene Achse und bewege beim Betrachten deiner Umgebung deine Augen mit.
- Spüre zum Abschluss noch einmal nach. Was hat sich in der verändert?

Wann immer du ein Gefühl von Unwohlsein oder Unsicherheit wahrnimmst, kannst du diese Übung nutzen, um im gegenwärtigen Moment anzukommen.

»KEIN **LICHT** OHNE **SCHATTEN**,
KEIN **SCHATTEN** OHNE **LICHT**.«

DIE LICHTVOLLEN SEITEN BEGRÜSSEN

Schattenarbeit ist wie eine Art Ventil. Durch die Begegnung mit unseren eigenen Schatten und seelischen Wunden öffnen wir zugleich das Ventil für die lichtvollen Dinge in unserem Leben.

»Kein Licht ohne Schatten, kein Schatten ohne Licht.«

Über die Integration deiner Schatten findest du auch wieder Zugang zu den schönen Frequenzen in deinem Leben, wie Freude, Liebe und Optimismus. Durch Traumatisierungen sind diese Frequenzen manchmal verschüttet. Die Abwesenheit von Traumata lässt dich wieder lebendig fühlen. Lebendigkeit ist also ein klares Anzeichen dafür, dass du im Begriff bist, deine Schatten zu integrieren, ein Trauma zu lösen und dich aus dem Freeze-Modus zu befreien. Sehen wir uns einmal genauer an, wie du diese Lebendigkeit zurückerlangen kannst.

Es ist ein verbreiteter Mythos zu glauben, dass wir dauerhaft ein entspanntes Leben führen können. Beim Nervensystem geht es darum, sich anzupassen und zu regulieren. Erinnere dich an das Stresstoleranzfenster (siehe Seite 71). Frage dich: »Wie gut reagierst du auf Zustände, die dich aus dem sicheren Bereich des Stresstoleranzfensters bringen?« In der Regel bewegen wir uns den Tag über ständig zwischen leichten Hochs und Tiefs hin und her. Bei einer Traumatisierung hingegen verharren wir in extremen Zuständen über einen längeren Zeitraum und können kaum oder gar nicht entspannen. Es ist faszinierend, wie viele Menschen diese Extremzustände als normal betrachten, weil sie es nicht anders kennen. Sie realisieren nicht, dass dies möglicherweise Folgen einer Traumatisierung sind. Um gesund durchs Leben zu gehen und um körperliche Symptome, die aus Traumatisierungen resultieren können, vorzubeugen, müssen wir unser Nervensystem wieder in Balance bringen. Dieser Prozess der Wiederherstellung der Balance kann besonders gut in der Tierwelt beobachtet werden. Tiere schütteln beispielsweise nach einer Stresserfahrung den Stress einfach ab. Bei uns Menschen wird dieser Mechanismus jedoch unterdrückt. Wenn wir uns den Herausforderungen des Lebens stellen, können wir oft nicht angemessen reagieren. Wir sind mit einer Vielzahl von Ängsten und intensiven Emotionen konfrontiert, die unser System überfordern. Die Regulation unseres Nervensystems sowie das Erschaffen eines sicheren Raums, in dem wir uns spüren dürfen und in dem Heilung stattfinden kann, ist äußerst wichtig für die Heilung von Traumata.

In unserer Kindheit wurden wir oft für Dinge belohnt, die nicht gut für uns waren. Wohingegen gesunde Bewältigungsstrategien nicht ausreichend gefördert wurden. Doch genau diese natürlichen Reaktionen sind es, die uns helfen können, ein altes Trauma loszulassen und alte Muster zu durchbrechen. Wenn wir das Gefühl haben, dass sich bestimmte Muster in unserem Leben wiederholen, kann das ein Versuch unseres Körpers sein, uns auf ungelöste Traumata hinzuweisen. Um Heilung zu erfahren und wieder lebendig zu werden, müssen wir lernen, auf die Signale unseres Körpers zu achten und unser Nervensystem zu regulieren. Dies ist ein entscheidender Schritt auf dem Weg zu einem ausgeglichenen und gesunden Leben.

Ich kann nicht oft genug betonen, wie wichtig es ist, unseren Körper mit auf diese Reise zu nehmen, ihn zu bewegen und ihm dabei zu helfen, Vergangenes zu verarbeiten. Diese neue Herangehensweise, den Körper miteinzubeziehen, ist in unserer Gesellschaft noch nicht weitverbreitet, da der Fokus stark auf dem Verstand liegt. Wir neigen dazu, uns auf Lösungsstrategien wie das Lesen von Büchern oder den Besuch einer Gesprächstherapie zu verlassen. Die Integration des Körpers in den Heilungsprozess ist ungewohnt, aber äußerst wertvoll. Das ständige Grübeln und Überdenken führt oft dazu, das wir Kopfschmerzen bekommen oder Spannungen im Nacken und den Schultern erfahren. Es ist bemerkenswert, wie sich Veränderungen ergeben, wenn wir lernen, Probleme nicht im Kopf zu lösen, sondern anders auf Situationen zu reagieren. Die Weisheit unseres Körpers kennt im Grunde genommen die Antwort. Wir müssen nur wieder lernen, sie in Bezug auf Traumata einzusetzen und den Signalen unseres Körpers zu vertrauen.

ÜBUNG: SCHÜTTELN

Falls du noch nicht mit dem Schütteln vertraut bist, empfehle ich dir, sanft zu beginnen. Achte darauf, deinen Körper nicht zu überfordern. Sanfte, lockere Bewegungen sind der Schlüssel.

- **SEI SANFT:** Beginne mit kleinen, lockeren Schüttelbewegungen. Halte deine Arme nah am Körper und vermeide es, sie wild herumzuschwingen, insbesondere über deinem Kopf. Das Ziel ist es, deinem Körper zu helfen, Spannung abzubauen, nicht noch mehr Stress zu erzeugen.
- **FLIESSE NATÜRLICH:** Du kannst deine Wirbelsäule sanft und weich rotieren lassen. Achte darauf, dass diese Bewegung natürlich und fließend bleibt. Es sollte sich anfühlen, als würdest du Spannungen und Belastungen in Richtung der Schwerkraft abschütteln.
- **NUTZE DIE SCHWERKRAFT:** Alle Bewegungen sollten nach unten, Richtung Erde gerichtet sein. Vermeide hektische Bewegungen. Bleibe sanft und achtsam mit deinem Körper.
- **LASS LOS:** Stell dir vor, dass du mit jeder Bewegung alles, was dich belastet, von dir abschüttelst und loslässt. Gib alle Lasten ab, die du nicht mehr tragen möchtest.

Fühle dich frei, diese Übung in deinem eigenen Tempo zu erkunden und dabei gut auf dich selbst zu achten. Einige Sekunden reichen zu Beginn aus. Du kannst die Länge des Schüttelns dann beliebig steigern.

HEILUNG IST NICHT LINEAR – RÜCKSCHLÄGE MEISTERN

Anders als häufig propagiert, verläuft die Schattenarbeit nicht linear. Deswegen ist es wichtig zu verstehen, wie individuelle Wachstumsprozesse verlaufen können, und zu akzeptieren, dass es auch Rückschläge auf der Heilungsreise geben wird. Eine Dynamik, die sich immer wieder zeigt, wenn wir unseren eigenen Schatten begegnen, ist, dass auf ein Hoch, also eine positive Entwicklung, oft ein Tief folgt. Um zu verstehen, was aus Sicht deines Nervensystems passiert, wenn du einen Rückfall erleidest, erinnere dich noch einmal an das Stresstoleranzfenster zurück (siehe Seite 71). Stell dir vor, du befindest dich in einem bestimmten Bereich des Fensters, in dem du hin- und herpendelst und alles im Gleichgewicht ist. Jetzt warst du beispielsweise auf einem Event, wo du hohe Aktivierungszustände erlebst hast, die du sonst nicht fühlst. Dein Nervensystem ist diesen Zustand nicht gewohnt und hat vermutlich nicht gelernt, diese Erfahrungen sicher zu integrieren. Du wirst also nur kurzzeitig Hochgefühle erleben und dann wieder in deinen gewohnten Bereich deines Stresstoleranzfensters zurückkehren. Diese neuen, intensiven Zustände können eine Gegenreaktion auslösen, weil sie nicht bekannt sind und somit von deinem Nervensystem als Gefahr eingestuft werden. Auch vermeintlich positive Zustände, wie Freude, können für traumatisierte Menschen bedrohlich sein. Es ist wichtig, die Theorie des Stresstoleranzfensters zu kennen und zu verstehen, um wahrzunehmen, wann wir uns aus dem Fenster herausbewegen.

Da wir von Natur aus dazu neigen, negative Gefühle zu verdrängen, sind wir natürlich froh darüber, wenn wir positive Gefühle spüren. Doch wenn sich diese positiven Gefühle für uns unsicher anfühlen und nicht sicher integriert werden können, fallen wir schnell in unsere alten Denkmuster und Glaubenssätze zurück. Je stärker diese Gegenreaktion ausfällt, desto mehr besteht die Gefahr, sich in der alten Dauerschleife zu verlieren. Wenn also auf ein Hoch sofort ein Tief folgt, ist das ein Zeichen dafür, dass dein Nervensystem mit einer Gegenreaktion reagiert. Dieser Verlauf kann frustrierend sein. Es kann also durchaus passieren, dass du einige Rückschläge erleben wirst, insbesondere dann, wenn du neue Dinge ausprobierst. Denn alles, was ungewohnt ist, stuft unser System zunächst als bedrohlich ein und das empfinden wir als unangenehm. Deshalb ist es wichtig, dass du dir Zeit gibst und langsam vorgehst, anstatt schnell große Erfolge zu erwarten. Taste dich langsam und sanft voran, und zwar so, wie es für dein Nervensystem am besten ist.

DIE WEISHEIT DEINES KÖRPERS NUTZEN – KÖRPERARBEIT VERSTEHEN

Körperarbeit oder sogenannte »somatische Übungen« sind sanfte Bewegungen, die es dir ermöglichen, dein Nervensystem über die Bewegung zu regulieren. Somatische Übungen sind ein ganzheitlicher Ansatz, der dir dabei helfen kann, die Weisheit deines Körpers zu nutzen. Im Grunde genommen sind Regulationsübungen nichts anderes als die Wiederherstellung von natürlichen Bewegungsimpulsen, die durch Traumatisierung verloren gegangen sind, weil die Energie nicht fließen konnte. Die Arbeit mit dem Körper trifft in unserer heutigen Gesellschaft oft auf Widerstände. Denn der Großteil der Gesellschaft hat das Verständnis, dass Körper und Geist voneinander getrennt sind. In der Körperarbeit werden Körper und Geist jedoch nicht länger isoliert voneinander betrachtet, sondern miteinander verbunden. Die Körperarbeit hilft dir dabei, deine eigenen Grenzen wahrzunehmen und mit dem Körper zu arbeiten, anstatt gegen ihn. Dieser Ansatz fordert dich immer wieder auf, dir selbst die Frage zu stellen: »Bin ich gerade mit mir selbst verbunden?« Es ist nicht deine Schuld, dass du bisher deinen Körper nicht verstanden hast. Denn du hast einfach nie gelernt, wie du die Botschaften deines Körpers entschlüsseln kannst. Es gibt zu wenig positive Vorbilder in unserer Gesellschaft, die uns zeigen, wie wir mit unserem Körper und somit unseren Emotionen umgehen können.

Somatische Arbeit bedeutet, deine emotionalen Reaktionen anders und nachträglich zu verarbeiten, anstatt an deiner Trauma-Identität festzuhalten. So entsteht aus neurobiologischer Sicht echte Sicherheit. Wenn du in deiner Kindheit nicht gelernt hast, dass es sicher ist, deine Emotionen in bestimmten Situationen auszudrücken, dann erfindet der Kopf schnell eine Geschichte zu dem Erlebten. Diese Geschichte manifestiert sich häufig als negativer Glaubenssatz, wie beispielsweise: »Ich kann noch so wütend sein, es ändert eh nichts«. Diese Geschichte wird dann Teil deiner Identität und zieht sich durch alle Lebensbereiche. Das, was wir dabei verlieren, wenn wir unsere Emotionen nicht frei ausdrücken dürfen, ist schlussendlich unsere Authentizität. So entfernst du dich immer mehr von dir selbst. Körperarbeit hilft dir dabei, den Unterdrückungsprozess deiner Emotionen aufzulösen, indem du wieder in den Kontakt kommst mit der festgefrorenen Emotion, die in deinem Körper gespeichert ist, und sie zum Ausdruck bringst.

Wenn wir über somatische Arbeit oder Körperarbeit sprechen, denken die meisten Menschen zuerst an anstrengende Fitnessübungen. Es geht aber keineswegs um anstrengende Übungen oder Sport. Denn wir können den langen Schatten der Vergangenheit nur dann überwinden, wenn wir dem Nervensystem Ruhe und Sicherheit geben. Was es also nicht braucht, ist Druck oder Stress, denn das stört nur deinen individuellen Heilungsprozess. Oft sind es die simpelsten Übungen, die dir dabei helfen können, das Nervensystem wieder zu regulieren und die Fähigkeit zur Selbstregulation zu stärken. Regulationsübungen für das Nervensystem sind im Grunde genommen ganz natürliche Bewegungen, wie wir sie zum Beispiel als Säuglinge und Babys ausführen. Das Problem ist jedoch, dass wir diese natürlichen Bewegungsimpulse in Momenten, in denen wir uns emotional überflutet fühlen, meistens unterdrücken. Wir sind es nicht mehr gewohnt, mit dem Körper zusammenzuarbeiten und auf den Körper zu hören. Stattdessen rutschen wir sehr schnell in den Verstand und versuchen unsere Emotionen und Probleme über den Kopf zu lösen. Das funktioniert jedoch nicht, denn unsere Gefühle sind ein Bestandteil des emotionalen Körpers und somit können diese auch nur über den Körper gelöst werden.

Körperarbeit beziehungsweise somatische Arbeit sollte also möglichst einfach und stressfrei für dich ablaufen. Für mich ist es besonders wichtig, dass du beginnst, auf deinen Körper zu hören und zu spüren, wann und wie er sich bewegen möchte. Ein kleines Beispiel: Du befindest dich auf der Arbeit und sitzt schon seit längerer Zeit am Computer. Plötzlich bekommst du den Impuls, dass du dich strecken und dehnen oder kurz bewegen möchtest. Das ist ein deutliches Anzeichen deines Körpers, dass du schon zu lange in derselben Sitzposition verharrst. Wir erlauben uns leider viel zu wenig Pausen oder Flexibilität in unseren Bewegungsabläufen. Unser Körper möchte sich also gerne mit einfachen Bewegungen selbst regulieren. Doch was häufig passiert, ist, dass wir diesen natürlichen Impuls unterdrücken, da wir gerade zum Beispiel so vertieft in unsere Arbeit sind.

Um deine Selbstwirksamkeit zu fördern, ist es am sinnvollsten, Übungen zu integrieren, die keine starre Abfolge darstellen, sondern deinem natürlichen und intuitiven Rhythmus entsprechen. Du darfst also für dich selbst entscheiden, was nährend für dich ist. Tanzen, sanftes Schütteln (siehe Seite 156), Stretchen oder kleine intuitive Bewegungen. Um das zu ermöglichen, ist es wichtig, vorab einen sicheren Raum zu schaffen, indem du diesen leichten Bewegungsfluss wiederherstellen kannst. Natürlich gibt es auch bestimmte Techniken, Anleitungen oder bestimmte Abläufe für somatische Arbeit. In manchen Fällen kann es sogar sinnvoll sein, sich externe Hilfe in Form einer Körpertherapeutin oder eines Körpertherapeuten hinzuzuholen. Besonders dann, wenn du körperlich völlig erstarrt bist und nichts mehr funktioniert. Methoden, die in diesem Bereich am gängigsten sind, sind zum Beispiel »Somatic Experiencing« oder »Trauma Release Exercises« (siehe Seite 186).

Aus der Erfahrung mit meinen Klient*innen sind einfache, sanfte und natürliche Übungen jedoch am besten. Wobei man kaum von Übungen sprechen kann, weil es Bewegungen sind, die wir eigentlich bereits seit der frühen Kindheit als ganz natürlich wahrnehmen sollten. Doch leider kann es passieren, dass wir schon sehr früh diese Form der natürlichen Bewegungen unterdrücken und verlernen. Dabei kann eine Übung auch nur die Orientierung im Raum beinhalten (siehe Seite 67), die uns wieder Sicherheit gibt, indem wir feststellen, dass keine Gefahren im Raum lauern. Auch Fitnessübungen können positiv sein, aber sie lassen oft viel zu wenig Raum, um freie Bewegungen zuzulassen, sondern geben meist konkrete Anleitungen und Abläufe vor, die den natürlichen Energiefluss unterbrechen. Fernab von allen Anweisungen, Methoden und Anleitungen möchte ich dich dazu ermutigen, deinen eigenen Weg zu finden, was das Thema Bewegung betrifft. Deswegen habe ich dir einige kleine und natürliche Bewegungen aufgelistet, die du gerne einmal ausprobieren kannst. Sie können dir dabei helfen, dein Nervensystem zu regulieren und Stress abzubauen:

- **ATEMÜBUNGEN:** Atme bewusst ein und aus – verlängere dabei deine Ausatmung – zum Beispiel 4 Takte ein, 8 Takte aus.
- **AUGENBEWEGUNGEN:** Sanftes Bewegen der Augen von einer Seite zur anderen.
- **SCHULTERKREISEN:** Langsame und kontrollierte Kreisbewegungen, verbunden mit dem Atem.
- **KIEFERLOCKERUNG:** Entspanne den Unterkiefer, indem du deinen Mund öffnest und den Unterkiefer sanft nach unten hängen lässt oder von Seite zu Seite bewegst.
- **NACKENDEHNUNG:** Achtsame Dehnübungen für den Nacken.
- **FUSSROLLEN:** Die Fußsohlen über einen kleinen Ball rollen.
- **BALANCE-ÜBUNGEN:** Auf einem Bein stehen.
- **SCHÜTTELBEWEGUNGEN:** Sanfte nach unten gehende Schüttelbewegungen (siehe Seite 156).
- **NATÜRLICHE BEWEGUNGEN:** Fließende, intuitive Tanzbewegungen.

FOKUS SETZEN UND KONTROLLE ABGEBEN

Wenn wir unseren Schatten begegnen, dürfen wir nicht vergessen, dass auch die lichtvollen Seiten in uns existieren. Die Arbeit mit Schattenthemen kann vermehrt dazu führen, dass wir uns in unseren Schatten verlieren. Deswegen solltest du immer, wenn du mit deinen Schattenthemen konfrontiert wirst, darauf achten, dass du ausreichend Kraftquellen zur Verfügung hast und dich in einem unterstützenden Umfeld befindest. Denn, wie bei so vielen Dingen im Leben, kommt es auch hier auf die Balance zwischen Licht und Schatten an. Die Konfrontation mit den dunklen Seiten des Lebens lässt uns manchmal durch eine Trauma-Brille sehen. Wir bekommen einen eingeschränkten Blick und fokussieren uns in diesen Momenten oft nur auf die negativen Dinge im Leben – mit der Konsequenz, dass sich die negativen Themen scheinbar verstärken. Und je mehr wir uns darin verlieren, desto mehr stagniert unser Heilungsprozess.

Damit du während deiner Schattenarbeit nicht von deinem Weg abkommst, möchte ich dir zwei Aspekte mitgeben, die dich dabei stärken, wenn du dich deinen seelischen Wunden widmest:

- Konzentriere dich auf das, was du verändern kannst und nicht darauf, was sich nicht kontrollieren lässt. Frühe seelische Verletzungen führen dazu, dass wir unbewusst versuchen, unser Leben zu kontrollieren. Zu akzeptieren, dass es gewisse Dinge gibt, die du nicht kontrollieren kannst, wird dich emotional befreien.

- Du bist nicht verantwortlich für das Verhalten anderer Menschen. Erwachsene, die in einem dysfunktionalen Zuhause aufgewachsen sind, tendieren dazu, sich für andere Personen übermäßig verantwortlich zu fühlen. Sie tragen die Last der Verantwortung für alles und jeden. Dahingehend ist es wichtig zu verinnerlichen, dass die Entscheidungen anderer nichts mit einem selbst zu tun haben. Doch tiefe Schuldgefühle halten hochsensible Menschen oft gefangen in diesem ungesunden Verhalten. Daher ist es von besonderer Relevanz, dass du dir bewusst wirst, wofür du nicht verantwortlich bist und welche Dinge du nicht kontrollieren kannst. Hier findest du fünf Bereiche, deren Kontrolle nicht in deiner Verantwortung liegen:

1. **TRAUMA:** Du trägst keine Schuld daran, dass du traumatisiert worden bist. Es liegt jedoch in deiner Verantwortung, dich für den Heilungsprozess zu entscheiden.

2. **VERHALTEN:** Du bist nicht für die Art und Weise verantwortlich, wie andere Menschen dich behandeln. Das Verhalten einer Person spiegelt häufig mehr sie selbst als dich.

3. **EMOTIONEN:** Es liegt nicht in deiner Verantwortung, für das emotionale Wohlbefinden anderer Menschen zu sorgen. Du kannst für sie da sein, jedoch bist du nicht dafür verantwortlich, ihre emotionalen Lasten zu tragen.

4. **NARZISSMUS:** Du trägst keine Schuld daran, dass du in deinem Leben auf Narzisst*innen gestoßen bist. Möglicherweise ist ein Kindheitstrauma der Grund dafür, dass sie in dein Leben finden, aber du bist nicht verantwortlich dafür.

5. **ENTSCHEIDUNGEN:** Es liegt nicht in deiner Verantwortung, die Entscheidungen deiner Freund*innen und deiner Familie zu treffen. Lass sie ihre eigenen Erfahrungen machen. Du kannst niemanden retten!

Wie du siehst, gibt es so viele Dinge, die du nicht kontrollieren kannst. Du verschwendest nicht nur deine Zeit, wenn du weiterhin versuchst, diese Bereiche zu kontrollieren, sondern vor allem auch deine wertvolle Lebensenergie. Es gibt aber auch eine Reihe von Dingen, die wir kontrollieren können, und auf die sollten wir den Fokus legen. So können wir entscheiden, wie wir handeln und kommunizieren und unsere täglichen Gewohnheiten und Routinen weitestgehend selbst bestimmen. Unsere Entscheidungen darüber, wie wir unsere Zeit verbringen, wie wir mit Geld umgehen und wie wir unsere Beziehungen gestalten, liegen ebenfalls weitestgehend in unserer Hand. Indem wir unseren Schatten begegnen und tiefe seelische Wunden heilen, sind wir in der Lage, die Außenwelt von der Innenwelt zu trennen und unsere Innenwelt wieder zurückzuerobern. Denn, wenn wir traumatisiert werden, geschieht genau das: Die Außenwelt, die wir ohnehin nicht kontrollieren können, vermischt sich mit unserer Innenwelt. Das gibt uns das Gefühl, dass die Außenwelt unsere Innenwelt beherrscht. Daher ist es so wichtig, unsere Innenwelt wieder zu stärken, indem wir lernen, wie wir mit intensiven Gefühlen umgehen und uns regulieren. Denn wir können zwar nicht steuern, was uns im Leben passiert, aber wir können entscheiden, wie wir darauf reagieren!

GLIMMER- UND GLOW-MOMENTE INTEGRIEREN

Während deiner persönlichen Reise gilt es mehrere Wege zu finden, um das Nervensystem zu regulieren und dich nicht in deinen Schatten zu verlieren. Ein unterstützender Ansatz sind die von der Therapeutin Deb Dana geprägten »Glimmer-Momente«. Glimmer-Momente sind das Gegenteil von Triggern. Während Trigger dein Nervensystem dysregulieren, haben Glimmer-Momente die Kraft, es zu regulieren und können damit das Gleichgewicht zwischen Licht und Schatten wieder herstellen.

Als Glimmer-Momente werden schöne Momente im Alltag bezeichnet, die dich dabei unterstützen, den Fokus auf etwas Positives zu richten und somit dein emotionales Gleichgewicht fördern. Es kann sich dabei um kleine Freuden wie ein inspirierender Blick in die Natur, ein herzhaftes Lachen mit einer Freundin oder einem Freund oder das Genießen einer Tasse Tee handeln. Diese kleinen Alltagshelfer können viel verändern, wenn wir uns täglich daran erinnern, den Fokus nicht nur auf die Schatten und Schattenarbeit zu legen, sondern auch auf die Glimmer-Momente in unserem Leben. Je öfter du das machst, desto einfacher wird es dir fallen, schöne Momente im Alltag zu finden.

Im Vergleich zu Triggern, die unangenehme Gefühle auslösen, ermöglichen Glimmer-Momente eine Aktivierung des parasympathischen Nervensystems. Dieser Teil des Nervensystems ist für die Entspannung zuständig. Glimmer-Momente in deinen Alltag zu integrieren, erfordert Achtsamkeit und kann sich zunächst ungewohnt anfühlen. Je nachdem, an welcher Stelle deiner Reise du dich gerade befindest, kann es sein, dass das Ventil für diese kleinen Freuden im Leben bei dir noch nicht aufgedreht ist. Deswegen ist es wichtig, dass du einfach dranbleibst.

Glimmer-Momente können für jeden von uns unterschiedlich sein. Was für dich ein Lichtblick ist, kann für jemanden anderen unbedeutend sein. Daher erfordert das Entdecken von Glimmer-Momenten auch Geduld – aber es wird dir dabei helfen, dich selbst besser kennenzulernen. Sei dir bewusst: Die Folgen von Traumatisierungen gehen oft mit einer gewissen Schwermütigkeit einher. Und so braucht alles ein wenig länger, als du es vorher gewohnt warst.

Wenn du dir nichts unter einem Glimmer vorstellen kannst, möchte ich dir einige Inspirationen mit auf den Weg geben. Denk aber bitte daran, dass Glimmer-Momente sehr individuell sein können und meine Beispiele vielleicht nicht deiner Vorstellung von Freude entsprechen. Sie dienen lediglich als Anregung, damit du dir leichter deiner Glimmer-Momente bewusst wirst.

GLIMMER-MOMENTE IM ALLTAG SIND ZUM BEISPIEL …

- … wenn du etwas Schönes siehst, wie den Sonnenuntergang oder den Sternenhimmel
- … wenn du dein Lieblingsessen oder deinen Lieblingstee bewusst und langsam genießt
- … wenn du die Wärme der Sonne auf der Haut fühlst
- … wenn du kreativ bist beim Malen, Basteln, Häkeln …
- … wenn du dein Lieblingslied hörst, das ein positives Gefühl in dir auslöst
- … wenn du in der Natur spazieren gehst oder ein Picknick im Park machst
- … wenn du ein inspirierendes Zitat liest
- … wenn dich Kinderlachen ansteckt
- … wenn du dem Regen lauschst
- … wenn du etwas Neues ausprobierst
- … wenn du einen neuen Ort kennenlernst
- … wenn du etwas Ehrenamtliches machst
- … wenn du ein Kompliment verschenkst oder bekommst

Neben Glimmer-Momenten gibt es auch noch eine ausgeprägtere Form, die als »Glow-Momente« bezeichnet werden. Glow-Momente können dich in einen Zustand versetzen, in dem du dich für eine längere Zeit ruhig und verbunden fühlst – und zwar in den Interaktionen mit anderen Menschen. Wenn Glow-Momente aktiviert sind, fühlen wir uns entspannt und geborgen.

Glimmer- und Glow-Momente stärken also nicht nur das Verbundenheitsgefühl, das wichtig ist für ein ausbalanciertes Leben, sondern führen auch zur emotionalen Regulation. Durch bewusste Wahrnehmung dieser kleinen Momente im Alltag kannst du deine Selbstregulationsfähigkeit stärken und sorgst gleichzeitig dafür, dass du dich nicht in deinen Schattenthemen verlierst.

GLOW-MOMENTE IM ALLTAG SIND ZUM BEISPIEL …

- … ein freundliches Lächeln
- … ein liebevoller, sanfter Blick
- … eine herzliche, warme Umarmung.
- … ein ehrliches und offenes Gespräch
- … gemeinsame, positive Erlebnisse mit anderen Menschen
- … wenn du ein Tier streichelst oder mit deinem Haustier kuschelst

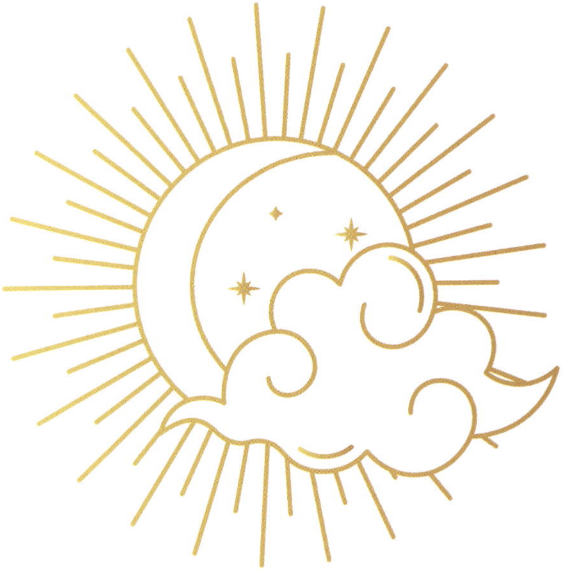

»DURCH DIE AUSEINANDERSETZUNG MIT DEN **DUNKLEN SEITEN** DEINES **LEBENS** BIST DU IN DER LAGE, DICH VON DEINER **SCHATTEN-IDENTITÄT** FREIZUMACHEN.«

KLARHEIT GEWINNEN

Je mehr wir uns über unsere eigenen Schatten bewusst werden, desto mehr Klarheit bekommen wir. Wir verstehen, inwiefern uns die Vergangenheit und unsere Wurzeln beziehungsweise unsere Familie beeinflusst haben. In dem Moment, in dem wir Klarheit gewinnen, wachsen uns Flügel.

»Erst durch die Auseinandersetzung mit den dunklen Seiten deines Lebens bist du in der Lage, dich von deiner Schattenidentität freizumachen.«

Deine Schattenseiten sind nämlich der Anteil, der dich jahrelang unbewusst gesteuert hat. Vielleicht hast du nun auch realisiert, dass dein Charakter nicht nur das Ergebnis deiner Persönlichkeit ist, sondern auch eine Reaktion auf Traumatisierung. Diese Erkenntnis hat damals einen bedeutenden Einfluss auf mich gehabt. Ich behaupte nicht, dass all diese Reaktionen und Verhaltensweisen negativ sind, denn sie haben ihre Bedeutung und fungieren als Schutzmaßnahmen. Wenn sie jedoch die Kontrolle über unser Leben übernehmen und unsere Lebensqualität beeinträchtigen, wird es Zeit für Veränderung. Die erfreuliche Nachricht ist: Veränderung ist jederzeit möglich! Wenn du in einem Umfeld aufgewachsen bist, in dem Fehler bestraft wurden, neigst du als erwachsener Mensch dazu, Perfektion anzustreben. Dieser Perfektionismus verlangt nicht nur viel Energie, sondern führt auch unterbewusst zu Leid und Stress. Diese Reaktionen sind das Ergebnis von Traumata. Sie dominieren unseren Alltag und gewinnen die Oberhand. Langfristig zeigt sich chronischer Stress dann in Form von körperlichen Symptomen (siehe Seite 110).

Einige von uns neigen dazu, in den Flight-Modus (Trauma Responses; siehe Seite 75) zu wechseln, wenn sie mit Herausforderungen konfrontiert werden. Aus diesem Modus heraus entwickeln sich Charaktereigenschaften oder Charaktertypen wie der »Workaholic«, der ständig arbeitet und in seinem Tun höchst engagiert ist, oder der »Perfektionist«, der nach Leistung und Vollkommenheit strebt. Sie fliehen vor der Unsicherheit, indem sie sich in ihre Arbeit vertiefen, alles bis ins kleinste Detail analysieren oder perfekte Ergebnisse anstreben.

Andere Menschen haben ihre »vermeintliche« Persönlichkeit aus dem Fight-Modus (siehe Seite 75) heraus entwickelt. Die Impulsivität, die Kontrolle und das Dominanzverhalten sind Merkmale dieser Trauma-Reaktion. Diese Personen kämpfen gegen ihre eigenen Unsicherheiten, indem sie kopflos handeln und versuchen, alles unter Kontrolle zu halten oder sich ständig zu behaupten. Wenn der Stress jedoch zu groß wird, verfallen wir in den Freeze-Modus (siehe Seite 75). Erschöpfung, Taubheit und Stagnation kennzeichnen diesen Zustand. Wir erstarren buchstäblich vor der Überlastung, fühlen uns emotionstaub und sind unfähig, uns zu bewegen, zu handeln oder Entscheidungen zu treffen. Der Fawn-Modus (siehe Seite 75) als Trauma-Reaktion zeigt sich durch People Pleasing, Co-Abhängigkeit und die Unfähigkeit, Grenzen zu setzen. Menschen im Unterwerfungs-Modus versuchen ständig die Harmonie zu bewahren, indem sie die Bedürfnisse anderer über ihre eigenen stellen, sich vernachlässigen und sich von den Erwartungen anderer leiten lassen. Diese unterschiedlichen Reaktionen auf Traumata können zu einem Teil deiner Persönlichkeit, deines »Charakters« werden – deswegen ist es sinnvoll, neue und vor allem gesunde Bewältigungsmechanismen zu entwickeln, die zu einem Gleichgewicht im Leben verhelfen.

Die Erkenntnis darüber, dass deine Charaktereigenschaften durch Traumata verursacht sein können, wird dein Leben nachhaltig verändern und Türen für dich öffnen. Wenn deine Schutzmechanismen langsam aufweichen, bist du in der Lage, dich neu zu erfahren und mehr Klarheit zu gewinnen.

ÜBUNG: INNERE ANTEILE BERUHIGEN

Wenn deine Schattenanteile aktiviert sind, dann reagierst du aus dem Gefühl der Unsicherheit heraus. Du verhältst dich nicht mehr authentisch, sondern passt dich deinem Umfeld an. Eine »Verhaltensänderung« oder ein Mantra helfen dir also nicht dabei, diese Anteile in dir zu beruhigen, sodass du gesunde Entscheidungen treffen kannst.

Wenn du das nächste Mal merkst, dass du dich wieder einmal anpassen willst und deine Bedürfnisse zurückstellst, lade ich dich ein, noch bevor du reagierst oder handelst, diese kleine Übung zu machen. Sie hilft dir dabei, dich selbst zu beruhigen, damit deine »Schattenidentitäten« dich nicht mehr steuern können. Durch die Selbstregulation kannst du deine inneren Anteile beruhigen, sodass du Entscheidungen eigenmächtig und aus einer gesunden inneren Haltung heraus triffst. So rückt die alte Schattenidentität immer mehr in den Hintergrund.

- Suche dir einen ruhigen Ort, an dem du dich sicher fühlst und ungestört bist. Setze dich bequem hin oder führe diese Übung im Stand aus.

- Kreuze deine Arme über die Brust, sodass deine Hände auf den Schultern oder auf den Oberarmen ruhen. Die linke Hand kann die rechte Schulter berühren und umgekehrt. Spüre den Kontakt deiner Handflächen auf deinen Armen. Wenn du möchtest, kannst du sanft deine Haut drücken und mit deinen Händen von den Schultern zu den Ellenbogen streichen und zurück. Nutze den Moment der Selbstumarmung, um Mitgefühl für die inneren Anteile zu zeigen, die aus einer Trauma-Reaktion heraus reagieren wollen und dein authentisches Selbst untergraben.

- Beende die Übung, wann immer du magst und dich gut fühlst. Nimm dir noch ein wenig Zeit, um nachzuspüren, was sich verändert hat.

SPIRITUALITÄT UND TRAUMA

Worauf sollten wir achten, wenn wir hochsensibel sind oder sogar traumatisiert wurden und spirituelle Techniken nutzen wollen? Das ist eine äußerst spannende Frage. Denn viele hochsensible Menschen interessieren sich für Spiritualität und möchten sie gerne mehr in ihr Leben integrieren. Es ist wunderbar, sich auf diese Weise weiterzuentwickeln. Schließlich können wir mithilfe der Spiritualität unser Bewusstsein erweitern. Jedoch können bestimmte spirituelle Techniken auch dafür sorgen, dass du aus deinem Körper flüchtest und nicht mehr mit dir selbst verbunden bist. Wenn dir die Erdung, also die Selbstverbindung fehlt, können sich Trauma-Symptome verstärken, mit der Folge, dass du dich immer mehr von dir selbst entfremdest. Deshalb gibt es ein paar Dinge, die du beachten solltest, wenn du Spiritualität in deinen Alltag integrieren willst.

Viele der spirituellen Techniken führen dazu, dass du dich in »mentalen« Konzepten verlierst und dadurch die körperliche Verbindung zu dir selbst schwächst. Diese Konzepte helfen uns zwar dabei, uns mit der feinstofflichen Ebene zu verbinden, lassen uns jedoch häufig die Verbindung zur Realität verlieren. Gerade für hochsensible Menschen, die ohnehin schon Schwierigkeiten mit der Selbstverbindung haben, sind solche Methoden nicht gerade förderlich – besonders, wenn sie traumatisiert wurden. Aber wie können wir nun die Spiritualität nutzen, sodass sie uns unterstützt?

Bevor wir uns mit Dingen wie deiner Seelenaufgabe tiefer auseinandersetzen, ist es wichtig, dass du mit dir selbst verbunden bist und dein Nervensystem regulieren kannst, um negative Auswirkungen zu vermeiden. Daher solltest du vor und nach der Anwendung spiritueller Techniken immer wieder prüfen, wie gut du mit dir selbst verbunden bist oder Regulationsübungen nutzen, um dich wieder zu erden und präsent zu sein.

Ich sehe immer wieder, dass Menschen, die in ihrer Kindheit traumatisiert worden sind, dazu tendieren, sich selbst die Schuld zu geben und in der Spiritualität nach möglichen Antworten auf ihre Fragen suchen. So werden in Narzisst*innen oft Seelenpartner*innen gesehen und der Missbrauch kleingeredet, was dazu führt, dass die Betroffenen ständig hoffen, dass sich die narzisstische Person ändern wird und dadurch Schwierigkeiten haben, toxische Beziehungen zu beenden. Wie du nun weißt, kann ein Kindheitstrauma die Ursache dafür sein, dass du immer wieder an Narzisst*innen gerätst. Es bedeutet aber nicht, dass sich unsere »Seele« diesen Menschen ausgesucht hat. Diese Vorstellung hält viele Menschen gefangen und blockiert gesunde Bewältigungsstrategien. Spirituelle Konzepte führen also häufig dazu, dass wir uns selbst die Schuld geben und dadurch zu lange in ungesunden und schmerzvollen Konstellationen bleiben. Wir können zwar in der Spiritualität Erklärungen finden, aber sie wird nichts verändern. Die spirituellen Erfahrungen, die unsere Seele unbedingt machen möchte, halten uns davon ab, in der Gegenwart und in uns selbst verankert zu sein. Stattdessen geben wir unsere Eigenverantwortung an Konzepte ab, die außerhalb unseres eigenen Wirkungskreises liegen, und werden ohnmächtig. Wenn du dennoch spirituelle Konzepte nutzen möchtest, denke immer zuerst an die Regulation deines Nervensystem und die Verbindung mit deinem Körper.

Auch der Wunsch nach dem »Alles-eins-Sein« kann hinderlich sein. Hinter diesem Wunsch nach Verbundenheit mit allen Lebewesen und der Welt um uns herum liegt das Problem, dass wir zu mitfühlend werden und uns für alles, was um uns herum geschieht, verantwortlich fühlen. Es ist wichtig, dass wir zuerst verbunden mit uns selbst sind und starke Grenzen besitzen, bevor wir den Gedanken des »Alles-eins-Sein« leben können. Daher ist die Aufgabe hochsensibler Menschen, ihre eigene Identität zu entdecken, fernab von fremden Konzepten, die ihnen auferlegt werden. Die Astrologie oder auch die Spiritualität können zwar eine gute Unterstützung sein, aber es geht in erster Linie um die Selbstentdeckung durch die Verbundenheit mit dem eigenen Körper. Somit ist es ganz wichtig, sich nicht nur vor der Anwendung spiritueller Techniken mit sich selbst zu verbinden, sondern auch danach. Wir sollten stets die Balance zwischen einer ausreichenden Selbstverbundenheit und der Anwendung spiritueller Werkzeuge finden.

ÜBUNG: WAHRNEHMEN DER SCHWERKRAFT

Eine gezielte Übung möchte ich dir gerne mit auf den Weg geben, wenn es darum geht, spirituelle Techniken anzuwenden. Du kannst diese Übung vor und nach deiner spirituellen Technik durchführen, um dich wieder in deinem Körper zu verankern.

Bei dieser Übung geht es darum, die Schwerkraft vermehrt wahrzunehmen, indem du den Fokus auf eine Kraft legst, die dich umgibt und nach unten zieht. Wenn du nicht mit deinem Körper verbunden bist, fließt deine Energie nach oben in Richtung Kopf. Indem wir den Fokus bei dieser Übung auf die Schwerkraft legen, lernst du gezielt das Gegengewicht kennen und fühlst, wie die Energie wieder nach unten strömen kann.

Du kannst diese Übung in Socken ausführen, wenn das angenehmer für dich ist.

- Setze dich aufrecht auf einen Stuhl, sodass deine Wirbelsäule gerade ist. Die Füße sind flach auf den Boden gestellt.
- Schließe, wenn du magst, sanft deine Augen und konzentriere dich auf deinen Atem.
- Fokussiere dich auf deine Füße und spüre, wie die Schwerkraft dich nach unten zieht. Als Verstärkung kannst du dir vorstellen, wie die Energie vom Kopf bis hinunter zu deinen Füßen fließt.
- Verlagere deine Aufmerksamkeit jetzt auf verschiedene Teile deines Körpers und spüre, wie die Schwerkraft auf sie einwirkt und nach unten zieht. Beginne mit deinem Kopf und beende die Visualisierung mit deinen Füßen.
- Verweile noch einige Sekunden im Zustand der Schwerkraft, bevor du deine Augen wieder öffnest. Spüre einige Minuten nach.

SELBSTVERTRAUEN ENTWICKELN

Wenn du seit deiner Kindheit fremdgesteuert worden bist, dann ist es im Erwachsenenalter schwierig, dem eigenen inneren Kompass zu vertrauen. Aus diesem Kompass heraus entsteht unser Selbstvertrauen. Doch immer wieder mache ich die Beobachtung, dass sowohl feinfühlige als auch traumatisierte hochsensible Menschen sich nicht wirklich selbst vertrauen können. Der Grund hierfür ist meistens, dass sie ein geringes Selbstvertrauen mit in die Wiege gelegt bekommen haben.

Wenn Kinder unter narzisstischen Eltern aufwachsen und Manipulationen an der Tagesordnung waren, dann werden sie zu Erwachsenen, die ihrer Intuition nicht mehr vertrauen. Das tägliche Überschreiten der Grenzen in der Kindheit führt zu einem inneren Konflikt, der sich auch im Erwachsenenalter zeigt und in Problemen widerspiegelt. Manipulative Meinungen haben dafür gesorgt, sich als Kind immer wieder selbst zu hinterfragen, anstatt sich zu vertrauen. In solch einem dysfunktionalen Familiensystem hat die Wahrheit keinen Platz, denn Narzisst*innen würden niemals zugeben, dass sie sich irren.

Ein Mangel an Selbstvertrauen ist also meist auf eine frühkindliche negative Prägung zurückzuführen, die von Bindungspersonen ausging und unbewusst und langfristig stattgefunden hat. Unsere Bindungspersonen sind, ab dem Moment, in dem wir das Licht der Welt erblicken, unser Universum. Es sind die Menschen, auf die wir von Geburt an angewiesen sind und denen wir blind vertrauen. Häufig stellt sich erst Jahre später heraus, dass wir von diesen Menschen aber auch enttäuscht werden können. Beispielsweise dann, wenn sie uns für ihre eigenen Zwecke missbrauchen und unsere Bedürfnisse ignorieren. Wir werden dann nicht als eigenständiges Wesen wahrgenommen, sondern fungieren als der verlängerte Arm unserer Bindungsperson. In solch einem Umfeld aufzuwachsen, hinterlässt in uns tiefe Spuren und führt nicht selten im Erwachsenenalter dazu, dass wir an Menschen geraten, die unseren Eltern oder Bindungspersonen ähneln, wie beispielsweise narzisstische Partner*innen. Deswegen lade ich dich jetzt dazu ein, dein derzeitiges Umfeld zu reflektieren und dich zu fragen:

- »Welche Personen rütteln an meinem Selbstvertrauen?«

- »Welche Personen validieren nicht meine Bedürfnisse und geben mir immer wieder das Gefühl, dass ich nicht gesehen oder gehört werde?«

Vielleicht sind das genau die Menschen, die bewirken, dass du deiner Intuition nicht vertrauen kannst. Das könnte ein wichtiger Hinweis für dich sein, dass diese Personen deine seelischen Wunden triggern und diese Wunden Heilung bedürfen. Werden sie nicht geheilt, sorgen die Schattenthemen immer wieder dafür, dass wir anderen Menschen mehr vertrauen als uns selbst. Auch dann, wenn diese Menschen uns belügen oder uns nicht wohlgesinnt sind.

Ein weiterer Indikator dafür, dass du deinen inneren Kompass untergräbst, ist, dass du möglicherweise zu lange in schädlichen Situationen und Beziehungen verharrst. Anstatt ein toxisches Umfeld zu verlassen, hast du bisher vermutlich immer an der Hoffnung festgehalten, dass sich etwas ändern wird. Du neigst dazu, den Worten anderer zu glauben, anstatt ihren Taten. Es ist wichtig, Grenzen zu ziehen! Indem du deine Grenzen spürst, lernst du auch wieder auf deinen inneren Kompass in Form von körperlichen Impulsen zu vertrauen. Immer dann, wenn du einen Widerstand fühlst oder Wut, dann ist das ein Anzeichen für eine Grenze. Der eigenen Intuition zu vertrauen und das Selbstvertrauen aufzubauen, bedeutet auch, alte Pfade zu verlassen und neue Wege zu betreten. Das kann beängstigend sein. Schließlich hast du vorher den vertrauten Weg gewählt, der von außen vorgegeben worden war. Dein Selbstvertrauen, was auf deinem inneren Kompass beruht, hilft dir dabei, der inneren Wahrheit näher zu kommen. Für die meisten Menschen kann diese Wahrheit überwältigend sein, denn hinter der Wahrheit liegen meist intensive Gefühle, die lange unterdrückt worden sind. Es erfordert Mut, denn das Erkennen dieser Wahrheit zeigt gleichzeitig, was in der Kindheit schiefgelaufen ist. Vielleicht kennst du sogar die Wahrheit oder erahnst sie. Wenn du Angst vor deiner Wahrheit hast, empfehle ich dir, Hilfe von außen anzunehmen. Denn ihr aus dem Weg zu gehen, verstärkt meistens nur das Problem.

Selbstvertrauen bedeutet also, den eigenen Raum zu verteidigen und Grenzen zu setzen, statt sich die Meinung anderer aufdrücken zu lassen und sich anzupassen. Es ist wichtig, dass du beginnst, die Beziehung zu deinem Körper zu stärken. Du kannst ab heute damit beginnen, deinen inneren Kompass zu nutzen, indem du deinen Gefühlen deine Aufmerksamkeit schenkst und ihnen nachgehst, anstatt dich ablenken oder gar manipulieren zu lassen. Du kannst die Verbindung zu deinen Gefühlen und zu dir durch Regulationsübungen (siehe Seite 187) stärken, wann immer du spürst, dass du vom Weg abkommst. Im nächsten Abschnitt zeige ich dir, wie du deine Intuition besser erkennen kannst.

DEINE INTUITION ERKENNEN

Die Intuition ist ein Gefühl, was die meisten Menschen zwar wahrnehmen, dem sie dann aber nicht folgen. Ein häufiger Grund dafür, warum wir unserer eigenen Intuition nicht mehr vertrauen, ist, dass wir die damit einhergehenden angsteinflößenden Gefühle nicht differenzieren können. Vielleicht nimmst du die Intuition wahr, aber am Ende des Tages gewinnt die Angst. Warum? Weil Angst mit intensiven Gefühlen oder traumatischen Zuständen einhergeht und wir es nicht schaffen, uns zu regulieren. Wir lassen uns dann von diesen intensiven Gefühlen überrollen, anstatt der Intuition zu vertrauen. Deswegen ist es für dich äußerst wichtig zu lernen, wie du Angst und Intuition besser differenzieren kannst.

MERKMALE FÜR DAS ERKENNEN DER INTUITION

- Die Intuition entspringt einer inneren Ruhe und äußert sich nicht aufbrausend, sondern durch eine leise innere Stimme. Für dieses Gefühl wirst du keine logische Erklärung oder Begründung finden. Die Intuition ist nicht mit der Logik verknüpft. Sie ist etwas, was sich unser Verstand nicht erklären kann, weil sie einer tieferen Körperweisheit entstammt.
- Die Intuition zieht kein Gedankenkarussell nach sich. Jegliche Art von Stress und das Überschlagen der Gedanken weisen auf Angst hin. Wenn du also Stress empfindest, kann es nicht deine Intuition sein.

- Die Intuition ist eine subtile Wahrnehmung, die kurz auftritt und dann wieder verschwindet.
- Die Intuition ist ein liebevoller Hinweis und bezieht sich auf die Gegenwart.
- Die Intuition ist klar und neutral, ohne Wertung oder Details.

Das Gegenteil deiner Intuition sind Trauma-Reaktionen (siehe Seite 74). Dabei handelt es sich um intensive Frequenzen, die zu starken Körperempfindungen wie plötzlichem Herzrasen führen, und genau dann auftreten, wenn du nicht mehr mit dir selbst verbunden und getrennt von deinem Körper bist.

Sowohl die Angst als auch die Intuition haben ihre Berechtigung in unserem Leben. Sie sind wichtig für unser Überleben. Wenn wir alle unserer Intuition und unserem inneren Navigationssystem folgen würden, wäre die Welt ein sehr friedvoller Ort. Doch bislang werden die meisten Menschen von ihrem Trauma gesteuert. Wir können den Unterschied zwischen einer Trauma-Reaktion und der Intuition letztendlich nicht durch den Verstand erlernen, sondern nur über die Verbundenheit mit unserem Körper. Erst durch die Verbindung zum Körper haben wir die Möglichkeit, Intuition von

MERKMALE FÜR DAS ERKENNEN DER ANGST

- Die Angst ist eine ermahnende innere Stimme.
- Die Angst ist ein länger anhaltendes negatives Gefühl.
- Die Angst hat einen Hang zum Drama.
- Die Angst ist mit dem Gefühl von Ohnmacht verknüpft.
- Die Angst zieht ein Gedankenkarussell nach sich und kann Stressgefühlen hervorrufen.
- Die Angst bezieht sich auf die Vergangenheit oder die Zukunft.

Angst zu unterscheiden und Entscheidungen nicht länger Trauma-basiert zu treffen, sondern im Einklang mit unserem authentischen Selbst. Das bedeutet, dass wir uns auf einen längeren Weg der Heilung begeben müssen. Denn letztlich wirst du von deinen alten, schlechten Gewohnheiten abweichen müssen, um neue gute Gewohnheiten zu etablieren. Sei mitfühlend und geduldig mit dir selbst, wenn es nicht auf Anhieb so funktioniert, wie du es gerne möchtest.

BEWÄLTIGUNGSMECHANISMEN UND INTUITION

Traumatisierungen führen dazu, dass wir uns von unserem Körper entfremden. Somit geht der Zugang zur Intuition bereits in den ersten Kindheitsjahren verloren. Auch wenn die Intuition etwas Instinktives und Dienliches ist, haben viele Menschen Angst davor. Denn durch die Intuition könnte eine Veränderung in unser Leben treten. Auch wenn es um eine positive Wendung in unserem Leben geht, das Nervensystem stuft diese neuartige Verbindung zur Intuition zunächst als etwas Bedrohliches ein und möchte uns davon abhalten, diese zu nutzen. Um uns vor diesem unangenehmen Gefühl zu schützen, lenken wir uns durch Strategien wie Fernsehen und Social Media ab oder greifen zur Schokolade, Zigaretten oder Alkohol. Wir bekommen oft schon in der Kindheit vermittelt, dass es sinnvoller sei, sich mit etwas abzulenken, anstatt nach innen zu schauen. Und so nutzen wir Menschen all diese Bewältigungsmechanismen, um durch den Tag zu kommen und um – im übertragenen Sinne – nicht zu viel zu fühlen. Gleichzeitig unterdrücken wir damit aber auch unser inneres Navigationsgerät – unsere Intuition. Natürlich ist es möglich, alles in Maßen zu genießen. Wenn sich diese Ablenkungen allerdings verselbstständigen und zur Sucht werden, und damit unser Leben kontrollieren, dann ist es an der Zeit, alte Muster abzulegen und neue Wege zu gehen.

Für die Bewusstwerdung dieser Bewältigungsmechanismen ist es sinnvoll, in solchen Momenten zu hinterfragen, warum wir uns ablenken wollen. Ich empfehle diese Vorgehensweise insbesondere dann, wenn du gerade am Anfang stehst und Probleme hast, dich mit dir selbst zu verbinden. Folgende Fragen können dich dabei unterstützen:

- »Warum möchte ich mich in diesem Moment ablenken?«
- »Wie fühle ich mich dabei?«
- »Was versuche ich zu vermeiden?«
- »Welche Alternative würde mir jetzt guttun?«

Sei dir bewusst, dass dich Ablenkungen in einer ausgeprägten Anwendung immer weiter von dir selbst entfernen und damit natürlich auch von deiner Intuition. Wenn du das Gefühl hast, dass du deine Intuition immer wieder ignorierst oder du ihr nicht vertrauen kannst, dann ist der erste Schritt herauszufinden, welche Ablenkungen du nutzt, um diesen Impulsen auszuweichen, und deine Strategien entsprechend zu verändern.

TIPPS ZUR STÄRKUNG DEINER INTUITION

- Beruhige deine Gedanken durch Regulationsübungen, traumasensible Meditationen oder Spaziergänge.
- Orientiere dich weniger an den Meinungen anderer Menschen und versuche stattdessen, mit dir selbst in Verbindung zu bleiben.
- Spüre in deinen Körper hinein, ob du gerade angespannt oder entspannt bist. Denn Intuition kannst du nur wahrnehmen, wenn du entspannt bist.
- Folge deiner Intuition erst bei Impulsen, die nicht risikoreich sind, wie zum Beispiel bei den Fragen: »Was esse ich heute?« »Welchen Weg nehme ich heute?« »Welches Buch sollte ich heute lesen?«

INTUITION UND TRAUMA

Wie du bereits erfahren hast, führt ein ungeheiltes Trauma dazu, dass viele Emotionen in uns stecken bleiben. Je mehr eingefrorene Emotionen in unserem Körpersystem existieren, desto eher halten sie uns in einem Zustand von Angst, Zweifel und Selbstsabotage fest. Somit führt ein ungeheiltes Trauma dazu, dass wir unsere Intuition nicht richtig wahrnehmen und von der Angst unterscheiden können.

Anstatt alte Bewältigungsmechanismen zu nutzen, die dich von deinen Gefühlen und deiner Intuition ablenken, lade ich dich dazu ein, dich wieder mit dir selbst zu verbinden. Ein wertvolles Geschenk dahingehend ist, dass du beobachten darfst, ob dir das, was du fühlst, bekannt vorkommt. Denn wie schon erwähnt, sind es keine neuen Gefühle, die bewältigt werden wollen und sich in Form von Schattenthemen zeigen. Es sind die Gefühle, die in der Vergangenheit nie verarbeitet werden konnten und die nun im gegenwärtigen Moment getriggert werden. Dieser Perspektivwechsel hin zum Beobachter kann dir dabei helfen, dich vor fremden Energien zu schützen. In diesem Moment öffnet sich das Tor zur Vergangenheit und bietet dir die Chance, Altes gehen zu lassen.

Zum Abschluss dieses Kapitels möchte ich dir noch einige Beispiele und Übungen mit auf den Weg geben, wie du deine Intuition im Alltag trainieren und stärken kannst (siehe Kasten »Übungen zur Stärkung deiner Intuition«).

DEIN POTENZIAL ENTFALTEN

Wenn sich der dunkle Schleier der Vergangenheit lüftet, dann erkennen wir zwar, dass wir viel verloren haben, aber wir sind auch in der Lage, uns selbst und unsere Persönlichkeit in einem neuen Licht zu sehen. Viele feinfühlige Menschen, die ihre Schattenanteile integrieren wollen, spüren die Sehnsucht, ihre Berufung zu leben. Ich möchte dir auf den folgenden Seiten Möglichkeiten vorstellen, wie der Weg, deine Berufung zu leben, für dich konkreter werden könnte. Vielleicht erkennst du dich darin wieder, wenn ich dir von meinem Weg berichte. Denn oft entwickeln wir aufgrund unserer Geschichte und den damit zusammenhängenden Traumatisierungen dieselben Zweifel und Ängste, wenn es darum geht, unser Potenzial zu entfalten.

Vielleicht zweifelst du daran, ob du mit anderen mithalten kannst oder ob andere besser sind als du. Vielleicht hast du auch Angst davor, sichtbar zu werden oder etwas zu machen, was sich von den Vorstellungen deiner Familie stark unterscheidet. Vielleicht steckst du auch gerade in einem Job fest, der dir keine Freude mehr bereitet und spürst tief in dir den Drang nach einer Veränderung. Vielleicht sagen dir andere Menschen, dass du mit deiner vermeintlichen Berufung kein Geld verdienen kannst. All diese Zweifel sind normal, wenn du bedenkst, dass du dich bisher nicht frei entfalten konntest, weil dich der lange Schatten der Vergangenheit begleitet hat. Ich kann dir zwar nicht alle deine Ängste nehmen, denn sie müssen genauso sicher integriert werden wie deine anderen Schattenanteile auch – schließlich sind sie das Resultat davon, aber ich kann und möchte dir mehr Klarheit zum Thema »Berufung« mitgeben. Denn mein sehnlichstes Anliegen ist es, dass du deiner Berufung folgen und diese mit Freude leben kannst. Dabei ist die Berufung kein in Stein gemeißelter Weg, sondern ein Prozess, und der erste Schritt besteht darin, sich dafür zu entscheiden – ohne zu wissen, wie sich der Weg entwickeln wird.

Ein unterstützendes Umfeld kann dir den Weg ebnen, wenn du deine Berufung leben willst. Deswegen ist es wichtig für dich, dein Umfeld zu erweitern und zu verändern. Besonders ratsam ist es, Gleichgesinnte und Weggefährt*innen zu finden. Niemand verlangt von dir, dass du dafür alle deine bisherigen Beziehungen beendest. Es geht vielmehr zunächst darum zu analysieren, wer dein Vorhaben unterstützt und wer wertvolle Ratschläge geben kann. Das können Arbeitskolleg*innen, Freund*innen oder sogar deine Partnerin oder dein Partner sein. Die Analyse deines Umfelds ist der erste Schritt, um herauszufinden, was dich ausbremst. Sobald wir etwas »anders« machen, stoßen wir meistens auf Gegenwind. Hier zeigt sich, welche Menschen offen für Veränderungen sind, und

ÜBUNG: KLARHEIT ÜBER MEINE WÜNSCHE

Diese Übung hilft dir dabei, eine stärkere Verbindung zu deinem Herzen herzustellen und dadurch mehr Klarheit zu gewinnen. Lies dir diese Übung zunächst in Ruhe durch, bevor du beginnst.

Leg eine Hand auf dein Herz. Schließe deine Augen und konzentriere dich auf deinen Herzschlag und deinen Atem. Es kann ein paar Sekunden dauern, bis du dich mit deinem Herzen verbunden hast und die Gedanken leiser werden. Nimm dir so viel Zeit, wie du benötigst.

Spüre nun in dich hinein, was du wirklich möchtest, während du dir folgende Fragen stellst. Notiere deine Antworten gerne auf einem Blatt Papier:

- »Wer will ich sein?«
- »Was möchte ich wirklich?«
- »Was möchte ich erschaffen und auf dieser Erde hinterlassen?«

Lass die Fragen und deine Antworten auf dich wirken. Öffne dann langsam wieder deine Augen.

dich deine eigenen Erfahrungen machen lassen – und vielleicht sogar dafür sorgen, dass du erfolgreich wirst, und welche Menschen versuchen, dich davon abzuhalten oder zu steuern. Es gibt immer Menschen, die den Weg bereits vor dir gegangen sind. Sicherlich ist dies nicht derselbe Weg, aber ein ähnlicher. Und genau von diesen Menschen und deren Lebenserfahrung kannst du profitieren. Diese Menschen sind deine Kraftquelle. In der heutigen Zeit von Social Media und Co. ist es leichter, sich mit inspirierenden Menschen zu vernetzen und von ihnen zu lernen. Frage dich:

- »Welche Menschen inspirieren mich?«
- »Gibt es Menschen in meinem Umfeld, die ihren authentischen Weg gehen?

Ich habe viel Zeit und Geld in meine persönliche Weiterentwicklung investiert. Für mein Umfeld war es damals »exotisch«, was ich beruflich gemacht habe, doch mittlerweile ist meine Arbeit zur Normalität geworden. Ich ermutige dich, dir selbst zu erlauben, dir Zeit zu nehmen, um von inspirierenden Menschen zu lernen – unabhängig davon, ob sie in derselben Branche tätig sind wie du oder nicht.

Ein weiterer wichtiger Aspekt ist »Klarheit«. Es klingt einfach, aber viele Menschen wissen nicht wirklich, was sie wollen. Beginne damit, ohne Grenzen zu denken. Was sind deine Träume, wenn du groß denkst? Verschaffe dir Klarheit darüber, was du wirklich möchtest. Um das herauszufinden, kannst du die Übung auf dieser Seite nutzen und dir danach Notizen machen. Setze dich dabei jedoch nicht unter Druck. Deine Ziele sind jederzeit veränderbar, und du kannst dich in kleinen Schritten darauf zu bewegen. Starre Vorstellungen lösen bei Menschen mit Traumatisierungen Druck und Stress aus. Deswegen ist es wichtig, kleinteilig zu denken, Unterstützung in Anspruch zu nehmen und flexibel zu reagieren.

ERKENNE UND FEIERE DEINE ERFOLGE!

Wenn du deinem Herzen folgen und das tun möchtest, was dir Freude bereitet, dann bedeutet das, dass du dich aus deiner Komfortzone herausbewegen musst – und das braucht Mut. Du wirst Dinge tun, die du zuvor noch nie getan hast. Viele Menschen scheuen davor zurück, weil sie Angst haben. Aber um erfolgreich zu sein, musst du Mut aufbringen und auch ein Risiko eingehen. Du musst deine Komfortzone verlassen, wenn du dich verändern möchtest. Das bedeutet auch, dass du mit Ängsten konfrontiert wirst. Ängste gehören zum Leben dazu. Es geht nicht darum, sie zu vermeiden, sondern zu lernen, wie du mit ihnen umgehen kannst, damit sie dir und einen Träumen nicht im Weg stehen.

Auch, wenn du noch am Anfang deiner Reise stehst, solltest du den Fokus stets darauf richten, was du bereits alles in deinem Leben erreicht hast. Wir verlieren leider schnell den Blick für unsere Erfolge. Deswegen möchte ich dich daran erinnern, dass du dir deine kleinen und großen Erfolge vor Augen hältst, indem du sie dir notierst. Denn Erfolg bedeutet nicht zwingend, berühmt zu sein. Erfolg bedeutet, dass etwas »erfolgt« ist. Starte damit, die kleinen Dinge zu notieren, wie zum Beispiel deinen Schulabschluss. Dein Ego wird dir vielleicht einreden, dass ein Schulabschluss kein wirklicher Erfolg ist. Doch das ist falsch! Es gibt Menschen in anderen Teilen dieser Welt, die keinen Zugang zur Bildung oder keine finanziellen Mittel haben und daher keinen Abschluss machen können.

Es ist wichtig, dass du deinen Fokus auf deine Erfolge legst, anstatt dich in Misserfolgen zu verlieren und dich selbst dadurch zu entmutigen. Erkennen, welche Ressourcen du bereits besitzt! Lass dies eine kleine Erinnerung an dich sein, dass du bereits Erfolg in deinem Leben hattest. Denn häufig fokussieren wir uns nur auf das, was uns fehlt, anstatt auf das, was wir bereits erreicht haben.

ENTDECKE DEINE BERUFUNG

Um deine Berufung zu entfalten, solltest du beginnen, in Lösungen zu denken, statt in Problemen. Oft sehen wir nur, dass etwas nicht funktioniert, anstatt unsere Aufmerksamkeit darauf zu richten, eine Lösung zu finden. Auch kann dein Perfektionismus als Trauma-Reaktion aus deiner Kindheit dich davon abhalten, deinen Berufungsprozess zu starten, da du denkst, dass erst alles perfekt sein muss oder du dich noch nicht als kompetent genug empfindest. Letztendlich denken viele Menschen, dass sie mit ihrer Berufung ihre Selbstständigkeit als Haupttätigkeit bestreiten müssten. Das löst einen enormen Druck aus – gerade dann, wenn du bisher noch nicht selbstständig warst. Deswegen möchte ich dir mit auf den Weg geben, dass du nicht selbstständig sein musst. Du kannst deine Berufung auch nebenberuflich oder ehrenamtlich ausführen. Mich haben vor allem Flexibilität und Kreativität im Umgang mit Herausforderungen auf meinem Weg vorangebracht.

Damit du auch deine Berufung findest, möchte ich dir abschließend ein paar unterstützenden Fragen mit auf den Weg geben (siehe Kasten).

JOURNALFRAGEN ZUR BERUFUNG

Die folgende Übung kann dich dabei unterstützen, deine Berufung zu entdecken. Nimm dir zu Beginn einige Minuten Zeit, um dich mit dir zu verbinden. Spüre in dich hinein, während du dir folgende Fragen stellst. Notiere deine Antworten gerne auf einem Blatt Papier:

- Was sind meine größten Stärken und Talente?
- Welche Tätigkeiten erfüllen mich?
- Welche Werte sind mir besonders wichtig?
- Wofür brenne ich?
- Welche Erfahrungen haben mich bisher am meisten geprägt, und was waren meine größten Learnings?
- Welche Probleme in der Welt bewegen mich am meisten?
- Welchen Beitrag möchte ich für die Gesellschaft leisten?

ASTROLOGIE UND DIE BERUFUNG

Wenn du dich für Astrologie interessierst, dann kannst du auch die Astrologie nutzen, um mehr über deine Berufung zu erfahren. Es gibt unterschiedliche Positionen in deinem Geburtshoroskop, die dir Aufschluss über das Thema »Seelenaufgabe« geben können. Ich möchte dir gerne die Bedeutung des nördlichen Mondknotens im Bezug, auf das Thema »Berufung« erklären. Das Zeichen für den nördlichen oder auch aufsteigenden Mondknoten findest du in der Zeichnung deines Geburtshoroskops. Es sieht aus wie ein umgekehrtes U mit zwei Armen. Der aufsteigende Mondknoten symbolisiert das höchste Potenzial für dein persönliches Wachstum und steht für deine Seelenaufgabe. Die Eigenschaften, die dein nördlicher Mondknoten verkörpert, zeigen dir den Weg, um deine Berufung zu leben. Er ist somit dein »Fixstern« am Horizont. Auch wenn der Mondknoten dir keine konkrete Beruf oder eine Berufsbeschreibung liefern kann, so kann er dir doch den groben Weg vorgeben. Somit ist der nördliche Mondknoten eine Art Wegbereiter für deine Berufung. Um die Bedeutung zu verstehen, bitte ich dich, einmal in deinem Geburtshoroskop nachzusehen, in welchem Tierkreiszeichen sich dein nördlicher Mondknoten befindet. Dafür benötigst du dein Geburtsdatum, Geburtszeit und Geburtsort. Auf der folgenden Seite kannst du dann nachlesen, wir dich dein persönlicher aufsteigender Mondknoten auf dem Weg, deine Berufung zu leben, unterstützen kann.

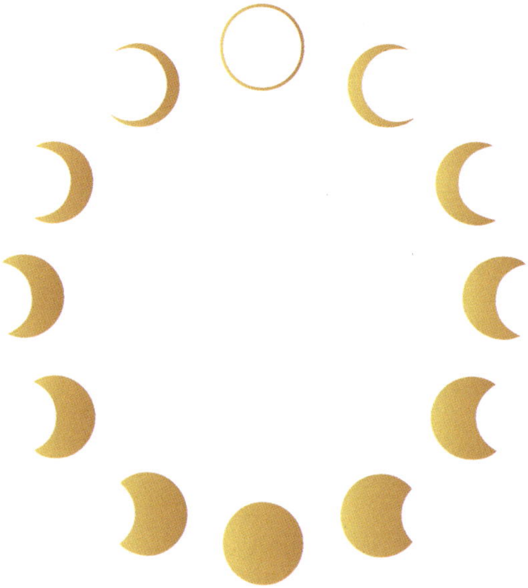

DEIN NÖRDLICHER MONDKNOTEN

› **WIDDER:** Der Mondknoten im Widder ermutigt dich, eigene Wege zu gehen und fordert dich auf, deine Identität zu finden. Die Widder-Energie schenkt die nötige Kraft und Ausdauer, um dich selbst zu finden.

› **STIER:** Mit dem aufsteigenden Mondknoten im Stier geht es darum, sich mit der materiellen Ebene auseinanderzusetzen, sodass du Ideen und Gedanken durch deine Manifestationen in die Materie bringst. Deine Seelenaufgabe entfaltet sich, wenn du deine Werte kennst und lebst.

› **ZWILLING:** Der aufsteigende Mondknoten im Zwilling bedeutet, dass du von einem Wissensaustausch und der Kommunikation mit Gleichgesinnten profitierst. Scheue dich nicht davor, neue Dinge auszuprobieren.

› **KREBS:** Wenn sich dein aufsteigender Mondknoten im Krebs befindet, dann liegt der Fokus auf der emotionalen Welt. Es ist wichtig, dass du lernst, wie du mit deinen Gefühlen umgehst und ihnen Raum gibst, damit du dich wohl in deinem Körper fühlen kannst.

› **LÖWE:** Wenn sich der aufsteigende Mondknoten im Löwen befindet, geht es darum, die Bühne des Lebens zu betreten. Möglicherweise standen in deiner Kindheit oft andere Personen im Rampenlicht, was zu einem Gefühl der Unzulänglichkeit führte.

› **JUNGFRAU:** Wenn sich der nördliche Mondknoten in der Jungfrau befindet, solltest du Ordnung und Struktur in dein Leben bringen, damit sich deine Seelenaufgabe entfalten kann – sowohl in deinem Zuhause als auch in deinen Gedanken. Eine klare Struktur erleichtert dein Leben.

› **WAAGE:** Wenn sich der aufsteigende Mondknoten in deinem Geburtshoroskop in der Waage befindet, dann dreht sich bei dir alles um das Thema Beziehungen. Dein Fokus liegt auf gesunden Beziehungen, sei es im Berufs- oder im Privatleben.

› **SKORPION:** Wenn sich der nördliche Mondknoten in Skorpion befindet, dann entfaltet sich deine Lebensaufgabe, indem du Dinge und Menschen loslässt. Die Kunst des Loslassens wird dein Leben erleichtern.

› **SCHÜTZE:** Wenn sich dein aufsteigender Mondknoten in Schütze befindet, dann steht in deinem Leben alles im Zeichen von Optimismus und Toleranz. Du bist wissbegierig und strebst danach, dein Bewusstsein kontinuierlich zu erweitern.

› **STEINBOCK:** Wenn sich bei dir der Steinbock im aufsteigenden Mondknoten befindet, geht es darum, dass du die Verantwortung für dein Leben übernimmst. Disziplin und Zielstrebigkeit helfen dir, deine Ziele zu erreichen.

› **WASSERMANN:** Wenn sich der aufsteigende Mondknoten im Wassermann befindet, dann solltest du lernen, zur Pionierin oder zum Pionier zu werden. Deine innovativen Ideen streben danach, verwirklicht zu werden und du wirst Menschen finden, die sich dir anschließen.

› **FISCHE:** Wenn sich dein nördlicher Mondknoten in den Fischen befindet, helfen dir Feingefühl und Empathie in diesem Leben weiter. Wenn du deine Sensibilität als Stärke betrachtest und deiner Intuition vertraust, entfaltet sich deine Seelenaufgabe.

LENKE DEIN LEBEN IN EINE POSITIVE RICHTUNG

In diesem Abschnitt möchte ich dir gerne erklären, warum die Entscheidungen, die du in der Vergangenheit getroffen hast, nicht im Einklang mit deinem authentischen Selbst waren, und was du verändern darfst, um neue Wege zu gehen. Wenn wir uns mit unseren Schatten auseinandersetzen und Trauma integrieren wollen, dann kommen wir an einen Punkt, an dem wir vielleicht merken, dass wir viele Dinge verpasst haben. Dinge, die für andere Menschen normal waren, wurden uns vorenthalten. Was für andere einfach war, wurde für uns zur Zerreißprobe. Um dir zu verdeutlichen, wie sich diese Dynamik entfalten kann, möchte ich dir gerne von meinen eigenen Erfahrungen erzählen:

Ich hatte damals das Gefühl, dass ich vor einer Wand stehe. Ich spürte immer mehr Druck in mir selbst sowie von außen. Ständig kam der Gedanke auf: »Du musst jetzt eine Entscheidung treffen.« Ich wusste aber, dass ich keine Entscheidung treffen konnte, weil ich innerlich zu diesem Zeitpunkt so aus der Balance war, dass ich keinen klaren Gedanken fassen konnte. Das Einzige, was ich fühlte, war der Druck. Keines der Szenarien, die ich in meinem Kopf durchspielte, fühlte sich gut an. Keine Entscheidung, die ich in solch einem Moment treffen würde, könnte positive Veränderungen mit sich bringen. Ich würde sogar so weit gehen und behaupten, dass meine Entscheidungen weitere Traumatisierungen mit sich ziehen.

Wie kommt es dazu, dass wir Entscheidungen treffen, die uns immer weiter in den alten Trauma-Strudel hineinziehen? Erst als ich an einem Punkt war, wo ich gar keine Entscheidung mehr treffen konnte, veränderte sich etwas. Zum damaligen Zeitpunkt war mein Körper wie gelähmt und mein Kopf mit kreisenden Gedanken überlastet. Ich fühlte mich abgeschnitten von meinem Körper und dem Rest der Welt und hatte den Zugang zu meiner Intuition verloren. Diese Phase in meinem Leben war von Trauma und einem hohen Stresslevel geprägt, und es schien so, als ob ich aus dieser Abwärtsspirale nicht mehr herauskomme.

Das Gute war, dass ich realisierte, dass ich keine Entscheidungen mehr treffen musste, die aus Mangel und Trauma heraus entstanden sind. Aber gleichzeitig wurde ich auch ausgebremst, weil ich nun überhaupt keine Entscheidungen mehr treffen konnte. Es waren selbst die einfachsten Dinge des Alltags, wie beispielsweise, was ich einkaufen oder kochen sollte, bei denen ich mich nicht entscheiden konnte und stattdessen in eine körperliche Starre verfiel. Rückwirkend betrachtet, befand ich mich also in einem dysregulierten Zustand (»Freeze-Response«, siehe Seite 75). In den Jahren zuvor, in denen ich bereits Entscheidungen aus dem Mangel heraus getroffen hatte, haben diesen Zustand des Nervensystems wahrscheinlich verursacht und haben ihn im Laufe der Zeit immer mehr verstärkt, ohne dass ich es bemerkte. Ich hatte keine Zeit gefunden, mich zu regenerieren und wieder ins Gleichgewicht zu bringen.

An dieser Stelle möchte ich dich noch einmal an die vorangegangenen Kapitel erinnern und dich dazu ermutigen, dich immer wieder selbst zu reflektieren, ob du dich gerade außerhalb deines Stresstoleranzfensters befindest (siehe Seite 71). Die Phasen, in denen dein Nervensystem stark überlastet ist, machen es dir schwer, gesunde Entscheidungen zu treffen und Wiederholungen in deinem Leben zu vermeiden. Bedenke bitte, dass in diesem dysregulierten Zustand deine Überlebensmechanismen greifen. In diesem Überlebensmodus bist du nicht in der Lage, Entscheidungen zu treffen, die dich etwas Neues erfahren lassen. Deswegen ist es so wichtig, dass du dich in solchen Momenten selbst regulieren kannst, um dann Entscheidungen aus deiner Intuition, deiner Körperweisheit und der Gegenwart heraus zu treffen.

Wenn du von deinem Körper getrennt bist, dann triffst du Entscheidungen, die auf deiner Vergangenheit basieren und letztendlich dazu führen, dass sich Themen in deinem Leben wiederholen. Dann sitzt deine Trauma-Identität am Steuer und entscheidet für dich.

Wir können zwar alte traumatische Erfahrungen nicht einfach loswerden, aber wir können lernen, sie zu integrieren, damit sie einen sicheren Platz in uns finden und wir Frieden mit ihnen schließen können. Leider führen unsere alten Mechanismen jedoch häufig dazu, dass wir Entscheidungen treffen, die uns nicht in eine neue, positivere Richtung lenken. Ich möchte dich an dieser Stelle nochmals darauf hinweisen, dass du nicht immer sofort eine Entscheidung treffen musst. Du darfst eine Pause einlegen, um dich zunächst mit dir selbst zu verbinden und herauszufinden, was dir guttut und dich wieder in Balance bringt. So kannst du anschließend aus einem regulierten Zustand heraus gesunde Entscheidungen treffen. Gerne darfst du an dieser Stelle kurz innehalten, dich selbst regulieren und dich fragen:

»In welcher Lebensphase war ich, als ich eine bestimmte Entscheidung getroffen habe, die ich rückblickend als nicht gut bezeichnen würde?«

Du kannst auch reflektieren, welche Personen oder welche Umstände damals Druck auf dich ausgeübt haben. Indem du diese Muster erkennst, kannst du lernen, dich von ihnen zu befreien und dich wieder mit dir selbst zu verbinden.

Sowohl die Reflexion als auch die Selbstverbindung können dazu beitragen, alte Muster zu durchbrechen, um einen neuen Lebensweg einzuschlagen. Es ist möglich, die Schatten der Vergangenheit zu integrieren, indem wir verstehen, warum wir bestimmte Dinge tun und wie unser Nervensystem darauf reagiert. Wenn du in Resonanz bist und dich sicher fühlst, kannst du gesunde Entscheidungen treffen und dich authentischer ausdrücken. Ich wünsche mir für dich, dass du auf deiner Reise der Trauma-Heilung an den Punkt gelangst, an dem du wieder freie Entscheidungen treffen kannst.

ABSCHLIESSENDE GEDANKEN ZUM UMGANG MIT SCHATTENTHEMEN

Ein Impuls, den ich dir mit auf den Weg geben möchte, ist, dass du all deine Vorstellungen darüber, wie das Leben zu laufen hat, einfach mal über Bord wirfst. Denn wie du sicherlich bereits in diesem Buch bemerkt hast, entstehen gewisse Glaubenssätze, Gedanken und Vorstellungen darüber, wie die Welt funktionieren sollte, aus unseren inneren Schatten heraus. Das bedeutet auf der einen Seite auch, dass noch viel Potenzial über Themen brachliegt, die du noch nicht über dich, deine Mitmenschen und dein Leben weißt. Und das meine ich auf eine positive Art und Weise. Je weniger Vorstellungen oder konkrete Ziele wir haben, desto weniger Druck üben wir auf uns selbst aus und desto eher kann sich etwas positiv für uns verändern. Durch die Integration von Schatten entsteht eine neue Persönlichkeit – eine Persönlichkeit, die nicht mehr von Trauma-Reaktionen gesteuert wird, sondern eine authentische Version von dir selbst darstellt.

Es kann sein, dass du dich manchmal erschreckst, weil du plötzlich viele Dinge anders machst und auch anders denkst als früher. Das ist ein gutes Zeichen dafür, dass du auf dem richtigen Weg bist. Deswegen sei bitte nicht so streng zu dir selbst, wenn es darum geht, wie dein weiterer Weg aussehen soll. Viele Dinge werden sich anders zeigen als erwartet, und du wirst viele Momente haben, in denen du selbst bemerkst, dass die Dinge nicht so laufen wie geplant. Sei flexibel und vertraue dem Prozess, denn Veränderungen können auch etwas Positives sein.

Wenn wir den langen Schatten der Vergangenheit hinter uns lassen und den lichtvollen Seiten des Lebens begegnen wollen, ticken die Uhren ein wenig anders. Wie wir unsere Zeit verbringen, hat sich durch die Technologien verändert und so haben wir uns unbewusst an die Schnelligkeit und Schnelllebigkeit der Gesellschaft angepasst. Wenn wir lernen, dass wir nicht sofort auf alles reagieren müssen, sondern erst einmal in uns selbst einen sicheren Anker finden und überprüfen dürfen, wo wir gerade stehen, dann führt das automatisch zu einer Entschleunigung. Wir gehen achtsamer mit uns selbst und unseren Mitmenschen um und lassen uns nicht mehr so leicht von äußeren Umständen unter Druck setzen. Wir leben das Leben in unserem eigenen Tempo. Heilsame Entschleunigung tritt ein, wenn wir uns im gegenwärtigen Moment befinden und uns Zeit nehmen, die Dinge zu integrieren, anstatt nur zu funktionieren. Diese Entschleunigung ermöglicht es uns, Lebendigkeit zu fühlen und eine tiefere Verbindung zu uns selbst aufzubauen. Es mag anfangs ungewohnt sein, aber es ermöglicht uns, die kleinen Glimmer- und Glow-Momente des Lebens (siehe Seite 161) bewusster wahrzunehmen und Dinge Schritt für Schritt anzugehen, ohne uns selbst unter Druck zu setzen oder nach Perfektion zu streben. Es verändert vieles in unserem Alltag und bringt uns näher zu einem authentischen Lebensstil.

Falsche Manifestationen und Vorstellungen über Ziele sowie die gesellschaftlichen Erwartungen, wie das Leben laufen sollte, können dazu führen, dass wir uns fehlerhaft fühlen und uns abwerten. Während deines persönlichen Prozesses darfst du lernen, dass Veränderungen Zeit brauchen. Ich sage dir das nicht, um dir die Hoffnung zu nehmen, sondern damit du den Fokus auf andere Dinge legst und dich nicht zu sehr auf ein bestimmtes Datum oder Jahr fixiert, wenn es um das Erreichen deiner Ziele geht.

Es ist wichtig zu verstehen, aus welchen Zuständen und Anteilen heraus du in der Vergangenheit gehandelt hast. Und es ist wichtig anzuerkennen, wie weit du bereits auf deiner Reise gekommen bist. Es gibt eine Phase der Stagnation, in der sich alles neu sortieren muss. Diese Phase kann länger andauern und deswegen solltest du dich gerade in dieser Zeit selbst bestärken, indem du dir deine Erfolge vor Augen führst. Oft stecken wir unsere Ziele zu weit, was es schwierig macht, sie zu erreichen, und uns frustrieren kann. Deshalb rate ich dir, dich von diesen großen Träumen erst einmal abzuwenden und dir stattdessen das Ziel zu setzen, »Balance« zu erreichen, damit bestimmte Lebensbereiche zunächst ins Gleichgewicht kommen dürfen. Wir dürfen lernen, dass nicht alles schwarzweiß ist, sondern dass es viele Abstufungen gibt. Extreme Höhen und Tiefen sind eine Kennzeichnung von Traumata. Sie beschreiben deine Trauma-Biografie. Aus diesem Grund ist es erstrebenswert, dass wir uns in der Mitte einpendeln, sodass die Extreme nicht mehr so stark sind. Das kann den Druck von uns nehmen und es ermöglicht uns, realistische und authentische Ziele zu setzen, die im Einklang mit uns selbst stehen.

Der Mythos, dem wir oft unterliegen, ist der Glaube, dass alles sofort besser wird. In den Momenten, in denen wir neues Verhalten lernen, kann jedoch zunächst eine unangenehme Energie in uns aufkommen, die Unbehagen und Zweifel auslöst. Denn unser Nervensystem reagiert auf die neuen Verhaltensweisen, indem es sie als bedrohlich einstuft. In solchen Momenten ist es wichtig, nicht wieder die alte Trauma-Identität anzunehmen und die eigenen Grenzen aufzuopfern oder sich manipulieren zu lassen, weil sich das vermeintlich sicherer anfühlt, sondern zu lernen, dieses Unbehagen auszuhalten und sich nicht mehr von den Reaktionen anderer beeinflussen zu lassen. Für hochsensible Menschen besteht ein Quantensprung darin zu lernen, die Emotionen anderer Menschen auszuhalten. Und zwar nicht, indem sie versuchen, diese Emotionen zu managen und anderen Menschen ihre emotionale Last abzunehmen. Sondern indem sie anderen Menschen erlauben, dass sie sauer auf einen sein dürfen, ohne dass die Wut dazu verleitet, nachzugeben oder die eigenen Grenzen zu opfern. Genauso solltest du dir auch erlauben, dass du Wut auf eine Person empfinden darfst, und nicht länger versuchst, ein People Pleaser zu sein. Denn genau das hast du wahrscheinlich in toxischen Beziehungen immer wieder getan. Wenn du jedoch deine Schattenanteile integriert hast, wirst du erkennen, dass hinter diesem Verhalten eine Verlustangst steckt und du mit dieser Angst nun umgehen kannst. Dann kannst du neue Entscheidungen treffen, die es dir ermöglichen, die Person loszulassen.

Ich möchte an dieser Stelle ehrlich mit dir sein. Denn diese Momente können auf dich zukommen, gerade wenn du dabei bist, in die Umsetzung zu kommen. Auch wenn es vor allem Beziehungen in deinem Leben waren, die dir Schwierigkeiten bereitet oder seelische Verletzungen zugefügt haben, ist es ratsam, dich nicht dauerhaft zu isolieren. Gesunde Beziehungen und sichere Bindungen haben die Kraft, dich zu heilen. Es mag Momente geben, in denen du dich zurückziehen möchtest und auch darfst, aber dein Ziel sollte sein, wieder eine positive Verbundenheit zu anderen Menschen zu spüren. Dann triffst du meist von selbst auf Gleichgesinnte. Diese Menschen müssen nicht zwangsläufig ähnliche Traumata erlebt haben,

» DU BIST DIE **EINZIGE PERSON**,
DIE DIE **KRAFT** HAT, DIE WELT VON
MORGEN ZU **VERÄNDERN**,
INDEM DU DICH SELBST VERÄNDERST. «

sondern eure Beziehung kann auch auf gemeinsamen Leidenschaften, Visionen und Träumen beruhen. Es ist sicherlich herausfordernd, aus einem toxischen Umfeld zu kommen und gesunde Beziehungen aufzubauen, aber es gibt Menschen, die dich dabei unterstützen können. Manchmal ist es schon ein freundliches Gesicht am Morgen, in das du schaust, welches dir Sicherheit vermittelt. Es können Freundschaften sein, in denen du Halt findest oder neue Bekanntschaften, die es dir erlauben, zu entspannen und tief durchzuatmen, um so deinen alten Panzer des Traumas abzulegen.

Um sichere und gesunde Beziehungen zu gestalten, kann es notwendig sein, das Umfeld zu verändern oder neue Schwerpunkte zu setzen. Es erfordert Zeit und Geduld, Beziehungen aufzubauen, die auf Augenhöhe basieren und um kompatible Partner*innen mit einem sicheren Bindungsstil zu finden. Konzentriere dich stets darauf, eine heilsame Umgebung zu schaffen. Wenn dein aktuelles Umfeld ungesund für dich ist, erfordert es manchmal einen Umzug oder das Loslassen alter Freundschaften sowie eine berufliche Veränderung. Diese Rahmenbedingungen ermöglichen es dir, dich zu entfalten und positive Veränderungen für dich selbst herbeizuführen. Wenn du beginnst, achtsamer mit dir selbst umzugehen und endlich Grenzen zu setzen, wirst du bald bemerken, wo du deine Lebensenergie zuvor verschwendet hast und wie du deine neu gewonnene Energie nun anders einsetzen kannst.

Für dein Umfeld kann deine Veränderung zunächst schwer zu verstehen sein. Viele Menschen werden nicht begreifen, warum du nicht mehr so funktionierst wie früher. Dein neues Verhalten kann auch ihre innere seelische Wunde triggern und sie werden deswegen vielleicht versuchen, dich zu meiden oder nicht mehr die gleiche Notwendigkeit sehen, mit dir in Kontakt zu bleiben, und daher den Kontakt reduzieren oder sogar ganz abbrechen. Hier solltest du dir ausreichend Zeit nehmen, um diese Verluste zu betrauern und zu verarbeiten. Doch sei dir bewusst, dass dieser Schritt auch Platz schafft für die richtigen Menschen in deinem Leben – Menschen, die dich unterstützen und denen du wirklich wichtig bist. Du verdienst es, in einem gesunden, sicheren Umfeld zu sein, das deine Bedürfnisse respektiert und dich wertschätzt!

Zum Schluss möchte ich dich dazu ermutigen, dein Leben selbst in die Hand zu nehmen, egal was bisher passiert ist. Gib nicht anderen die Schuld dafür, sondern entscheide dich heute und jetzt dafür, Dinge anders zu machen. Denn das, was gestern war, kannst du nicht mehr ändern. Und was die Zukunft bringt, weißt du auch nicht. Aber du kannst dich im jetzigen Moment dazu entscheiden, etwas zu verändern. Ich sage nicht, dass du Menschen, die dir schlimme Dinge angetan haben, vergeben sollst. Das ist in meinen Augen nicht notwendig. Aber du darfst und solltest ganz klare Grenzen setzen und den Kontakt abbrechen – das sind alles deine Entscheidungen! Was aber totale Zeitverschwendung ist, ist den Fokus ständig auf andere zu lenken und zu versuchen, die Handlungen und Taten der anderen zu verstehen. Das Einzige, worauf es ankommt, bist du!

»Du bist die einzige Person, die die Kraft hat, die Welt von morgen zu verändern, indem du dich selbst veränderst.«

Und so wünsche ich mir von ganzem Herzen für dich, dass du zu dieser Person wirst! Eine Person, die den Mut hat, ihren eigenen Schatten zu begegnen und dadurch die lichtvolle Seite des Lebens (wieder) zu entdecken.

EMPFEHLUNGEN FÜR KÖRPERORIENTIERTE ANSÄTZE

- **BODYWORK** umfasst verschiedene somatische Übungen zum Lösen von Trauma-Energie.

- **BREATHWORK** hilft dir dabei, an deiner Atemtechnik zu arbeiten, um dein Nervensystem zu regulieren.

- **EMDR** (Eye Movement Desensitization and Reprocessing) ist eine psychotherapeutische Methode zur Behandlung von posttraumatischen Belastungsstörungen, bei der mit bilateraler Stimulation gearbeitet wird.

- **HEILPRAKTIKER*INNEN** bieten alternative medizinische Behandlungen an und berücksichtigen Körper, Seele und Geist bei ihrer Arbeit.

- **KÖRPERTHERAPIE** bezieht den Körper durch körperliche Übungen aktiv in den Heilungsprozess mit ein.

- **NARM** (Neuro Affective Relational Model) ist ein therapeutischer Ansatz, der sich auf die Behandlung der Beziehungsebene (Bindungs- und Entwicklungstraumata) fokussiert.

- **QIGONG** kombiniert Atem-, Körper- und Bewegungsübungen sowie Konzentrations- und Meditationsübungen.

- **OSTEOPATHIE** ist eine sanfte Therapieform, die den Körper unterstützt, sich selbst zu heilen.

- **ROLFING®** ist eine manuelle Therapie, die auf das Fasziengewebe wirkt.

- **SCHREIBTHERAPIE** unterstützt dabei, traumatische Erlebnisse durch das Schreiben zu verarbeiten.

- **SOMATIC EXPERIENCING** ist eine traumatherapeutische Methode, die den Körper in den Heilungsprozess mit speziellen Übungen einbezieht.

- **THERAPIE MIT TIEREN:** Bei der tiergestützten Therapie werden Tiere als Teil der therapeutischen Arbeit eingesetzt, um emotionale Heilung zu fördern.

- **THERAPEUTISCHES BOXEN** kombiniert Box-Training mit psychotherapeutischen Ansätzen.

- **THERAPEUTISCHES MALEN** nutzt kreative Prozesse, um Gefühle auszudrücken.

- **THERAPEUTISCHES TANZEN** nutzt Bewegungen, um emotionale Blockaden zu lösen.

- **TRAUMATHERAPIE** konzentriert sich darauf, die Folgen von Traumatisierungen zu verarbeiten.

- **TRAUMASENSIBLES COACHING** ist ein Coaching-Ansatz, der speziell auf die Bedürfnisse von Menschen mit traumatischen Erfahrungen abgestimmt ist.

- **TRAUMASENSIBLE MASSAGE** ist speziell darauf ausgelegt, Trauma-Betroffene durch Massagen von im Körper gespeicherter Trauma-Energie zu befreien.

- **TRAUMASENSIBLES YOGA** ist eine Form von Yoga, die speziell darauf ausgelegt ist, Menschen mit Trauma-Hintergrund achtsam zu begleiten.

- **TRAUMA RELEASE EXERCISES** ist eine spezielle Übungsreihe, die es Körper und Psyche ermöglicht, Stress und Trauma loszulassen.

INSPIRATIONEN ZU NERVENREGULATIONSÜBUNGEN

- **BAUCHATMUNG:** Setze dich bequem hin und lege eine Hand auf deinen Bauch. Atme tief durch die Nase ein und achte beim Einatmen darauf, dass dein Unterbauch sich sanft und langsam nach außen wölbt. Atme langsam durch den Mund aus, sodass sich dein Bauch wieder sanft nach innen zieht. Wiederhole diese Übungen 5- bis 10-mal.
- **BERUHIGENDE MUSIK:** Höre beruhigende Musik, wie zum Beispiel Meditationsmusik oder klassische Musik, die du als angenehm empfindest. Setze dich dabei hin, schließe die Augen und konzentriere dich auf die Klänge.
- **BEWEGUNG:** Führe regelmäßig ein leichtes Training aus, mache Spazierengänge oder stretche dich. Achte darauf, dass du dich wohlfühlst und die Übungen dich nicht zu sehr anstrengen.
- **FRISCHE LUFT:** Gehe nach draußen oder öffne ein Fenster und atme frische Luft ein. Achte dabei auf langsame, tiefe Atemzüge.
- **GURGELN:** Gurgele für 30 Sekunden bis eine Minute mit warmem Wasser. Nimm das Geräusch und die Vibration dabei wahr.
- **GUTE MENSCHEN:** Verbringe Zeit mit Menschen, die dir guttun und bei denen du dich sicher und verstanden fühlst.
- **HALSMASSAGE:** Massiere sanft den Nacken und den Bereich um den Halsansatz mit kreisenden Bewegungen und sanften Druck.
- **KOPF DREHEN:** Setze dich gerade hin. Drehe deinen Kopf langsam und sanft nach rechts und halte die Position für einige Sekunden. Drehe dann deinen Kopf langsam und sanft nach links. Halte auch hier für einige Sekunden. Wiederhole diese Bewegung mehrmals, bis du dich ruhiger und sicherer fühlst.
- **KÄLTE UND WÄRME:** Bei manchen Menschen reguliert Wärme das Nervensystem, bei anderen Menschen hilft Kälte. Besorge dir ein Getränk deiner Wahl, entweder ein warmes oder ein kaltes Getränk, und trinke es bewusst in kleinen Schlucken. Nimm wahr, wie sich dein Nervensystem wieder beruhigt.
- **LACHEN:** Schaue dir einen lustigen Film an oder erinnere dich an eine lustige Situation und spüre nach, was das mit dir macht.
- **NATUR:** Verbringe Zeit in der Natur, sei es in einem Park, Wald oder am Wasser. Achte bewusst daraus, was der Kontakt mit der Natur in dir auslöst.
- **OHRMASSAGE:** Massiere mit leichtem Druck, sanft kreisend und knetend, deine Ohrläppchen und den Bereich um das Ohr herum.
- **SINGEN:** Singe dein Lieblingslied in einer angenehmen Lautstärke und achte darauf, dass es dabei nicht zu sehr anstrengt. Nimm wahr, wie der Klang in deinem Körper resoniert.
- **SUMMEN:** Lasse mit jeder Ausatmung ein sanftes Summen (»mmmm«) ertönen, indem du deine Lippen schließt und sanft vibrieren lässt. Spüre die Vibration. Wiederhole das Summen für einige Minuten. Du kannst auch gerne dein Lieblingslied summen.
- **TIERE:** Verbringe Zeit mit einem ruhigen und freundlichen Haustier oder streichle ein Tier, wenn du die Möglichkeit hast. Konzentriere dich auf die Verbindung mit dem Tier und was es in dir auslöst.

LITERATUREMPFEHLUNGEN

Wenn du dich tiefergehender mit den Themen »Hochsensibilität«, »Trauma« und »Schattenarbeit « auseinandersetzen möchtest, dann empfehle ich dir die folgende Literatur zum Weiterlesen:

- Daniel J. Siegel: The Developing Mind: Toward a Neurobiology of Interpersonal Experience. *The Guilford Press New, York & London (1999)*

- Elaine N. Aron, Arthur Aron, Jadzia Jagiellowicz: Sensory processing sensitivity: A review in the light of the evolution of biological responsivity. *Personality and Social Psychology Review, 16, 262-282 (2012)*

- Evelyn Steinemann: Der verlorene Zwilling: Wie ein vorgeburtlicher Verlust unser Leben prägen kann. *Kösel-Verlag (2014)*

- Franz Ruppert: Symbiose und Autonomie: Symbiosetrauma und Liebe jenseits von Verstrickungen. *Leben lernen, Bd. 234. Klett-Cotta (2014)*

- Peter A. Levine, Ann Frederick et al.: Trauma-Heilung: Das Erwachen des Tigers. Unsere Fähigkeit, traumatische Erfahrungen zu transformieren. *Synthesis (1998)*

- Pete Walker: Posttraumatische Belastungsstörung überwinden. *Unimedica (2014)*

PLAYLIST ZUR NERVENSYSTEMREGULATION

Bestimmte Klänge wirken beruhigend auf das Nervensystem. Natürlich ist das für jeden von uns individuell. Dennoch möchte ich dir gerne diese Playlist zur Verfügung stellen, die nicht nur Mantras enthält, sondern auch moderne Musik. Denn auch diese kann Balsam für die Seele sein. Ich wünsche dir viel Freude und Entspannung beim Anhören!

ÜBERSICHT ALLER ÜBUNGEN AUS DEM BUCH:

DANKSAGUNG

Dieses Buch ist das Ergebnis vieler Stunden intensiver Arbeit, kreativer Energie und großartiger Unterstützung. Ohne die Hilfe und Ermutigung vieler wunderbarer Menschen wäre es nicht möglich gewesen, dieses Projekt zu verwirklichen. Ich habe viele Jahre auf diesen besonderen Moment gewartet und jetzt ist es endlich soweit.

Mein besonderer Dank gilt meiner Literaturagentin Sabrina Haja. Dein Glaube an meine Vision und dein unermüdliches Engagement haben dieses Buch erst möglich gemacht.

Ein herzliches Dankeschön geht außerdem an meine Lektorin Marline Ernzer. Dein Blick fürs Detail, deine Anmerkungen und Vorschläge waren von unschätzbarem Wert.

Ein großes Dankeschön geht auch an das Team des EMF-Verlags. Eure Professionalität, euer Gespür für Details und eure Unterstützung in jedem Schritt der Produktion haben mein Buch zu dem gemacht, was es heute ist. Ich bin euch sehr dankbar für das Vertrauen in mein Werk.

Natürlich danke ich auch meinen Freund*innen, meiner Familie, meiner Community und allen Leser*innen. Euer Respekt und eure Begeisterung für meine Arbeit haben mir die Kraft gegeben, dieses Buch in die Welt hinauszutragen. Ich hoffe, es inspiriert und begleitet euch so, wie es mich begleitet hat. Danke, dass ihr alle Teil dieser Reise seid.

ÜBER DIE AUTORIN

Sonja Kopplin ist Trauma-informierte Coachin und Expertin für Hochsensibilität. Ihre Mission ist es, feinfühlige Menschen aus dysfunktionalen Familiensystemen dabei zu unterstützen, nachhaltige Veränderungen in ihrem Leben zu aktivieren. Durch ihre Angebote möchte sie Menschen inspirieren, ihr volles Potenzial zu entfalten und eine liebevolle, heilsame und erfüllende Beziehung zu sich selbst und anderen aufzubauen.

Mit einem Master of Arts in Gesellschaftswissenschaften, spezialisiert auf Arbeits- und Organisationspsychologie, verbindet Sonja wissenschaftliche Expertise mit kraftvollen Coaching-Fähigkeiten, um Menschen dabei zu helfen, ihre innere Stärke wiederzuentdecken. Als ausgebildete Coachin mit dem Fokus auf Trauma-informiertes Coaching, insbesondere im Bereich narzisstischen Missbrauchs, bietet sie eine einzigartige Verbindung der wichtigsten Essenzen aus der Neurobiologie, Systemischen Therapie, Psychotraumatologie, Bindungsorientierten Psychotherapie und Körperpsychotherapie, sowie Spiritualität und Astrologie.

Seit 2016 ist Sonja leidenschaftliche Speakerin bei namhaften Podcasts und Online-Kongressen wie dem Berufungskongress und dem Detox Festival. Als Autorin hat sie wissenschaftliche Publikationen verfasst und ihre Stimme im »Stadtglanz Y Magazin» sowie im Buch »Fühle dich besser und bleib gesund!« erhoben. Diese umfassende Erfahrung befähigt sie dazu, vielen Menschen die Werkzeuge und Erkenntnisse zu vermitteln, die sie benötigen, um nachhaltige Veränderungen in ihrem Leben zu bewirken.

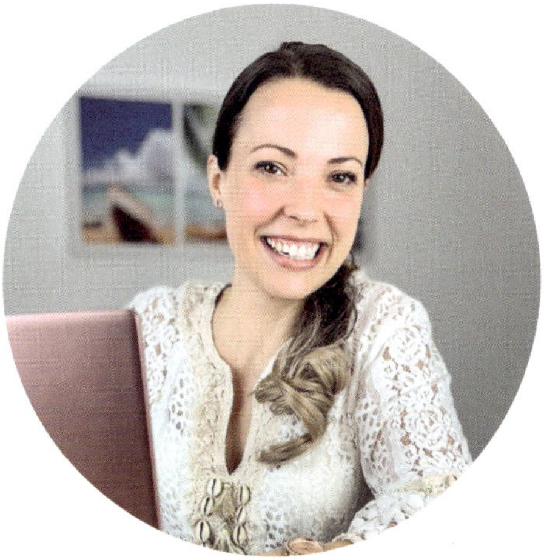

Mit über 1.000.000 Podcast-Downloads, einem Social-Media-Auftritt mit mehr als 40.000 Followern und über 10.000 zufriedenen Kund*innen hat Sonja eine starke Verbindung zu feinfühligen Menschen aufgebaut

Mehr über Sonja erfährst du auf ihrer Website unter www.sonjakopplin.com sowie auf Instagram unter @sonja_kopplin

In den »Feingefühl« Podcast kannst du auf Spotify, iTunes und Soundcloud reinhören.

IMPRESSUM

Bibliografische Information der Deutschen Bibliothek.

Die Deutsche Bibliothek verzeichnet diese Publikation in der Deutschen Nationalbibliografie.

Detaillierte bibliografische Daten sind im Internet über http://www.dnb.de/ abrufbar.

EIN BUCH DER EDITION MICHAEL FISCHER

1. Auflage 2024

Cover, Layout & Satz: Anna Obermüller

Redaktion und Lektorat: Marline Ernzer, München

Korrektorat: Annerose Sieck, Neumünster

Bildnachweis: Shutterstock: © NatalyFox: S. 4, 14, 61, 84; © Anna Holyph: Vorsatz/Nachsatz, S. 16, 24, 28, 44 46, 64, 100, 104, 134,154, 184; © Tassia_K: S. 7, 17, 45, 98, 149; © Lesik Vitaliy: Umschlag, S. 2, 42; © mart: Umschlag, S. 11, 42, 43; © janniwet: S. 3; © Anastasia Design: S. 5, 47, 122; © HaxeStudio S. 12, 142, 190; © Gluiki: S. 37, 57, 97, 176; © RS RONYKHAN65: S. 23, 77, 79, 90, 147, 174; © Kakaldey6996: S. 58, 67, 83, 106, 125, 185; © Ana Babii: S. 88, 188; © Victoria Nevzorova: S. 30, 68, 87, 124, 137, 172, 181; © rojudix: S. 126, 131, 139, 159, 167, 178; © Sofia V: S. 92; © WinWin artlab: S. 61, S. 163

ISBN 978-3-7459-2491-6

Gedruckt bei Gedruckt bei Polygraf Print, Čapajevova 44, 08001 Prešov, Slowakei

www.emf-verlag.de